遠赤外線の効果

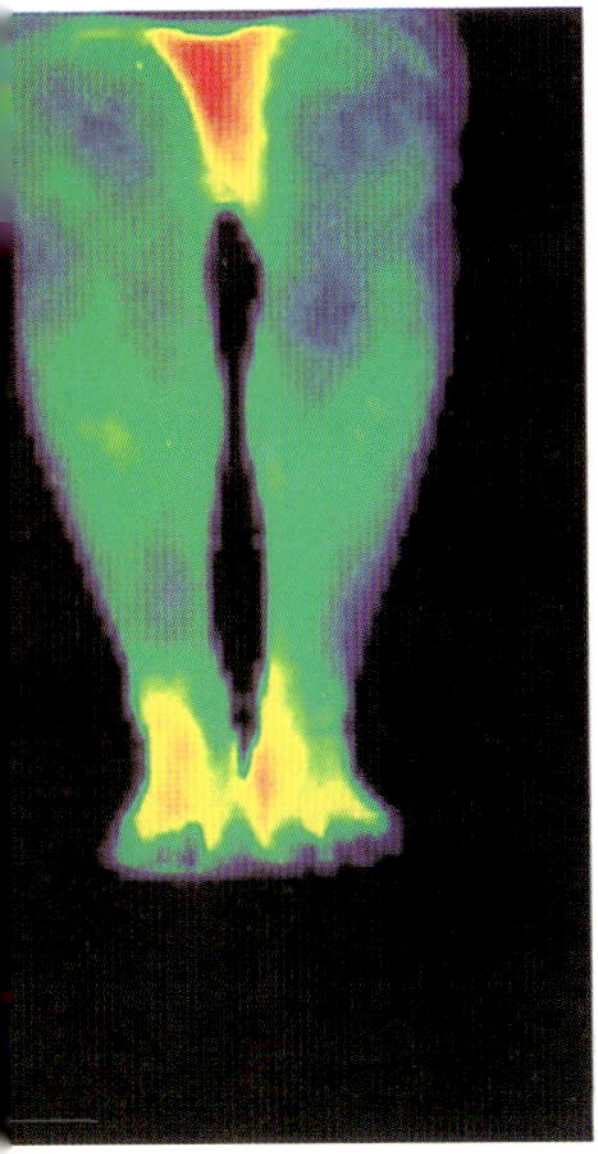

お湯・3時間後

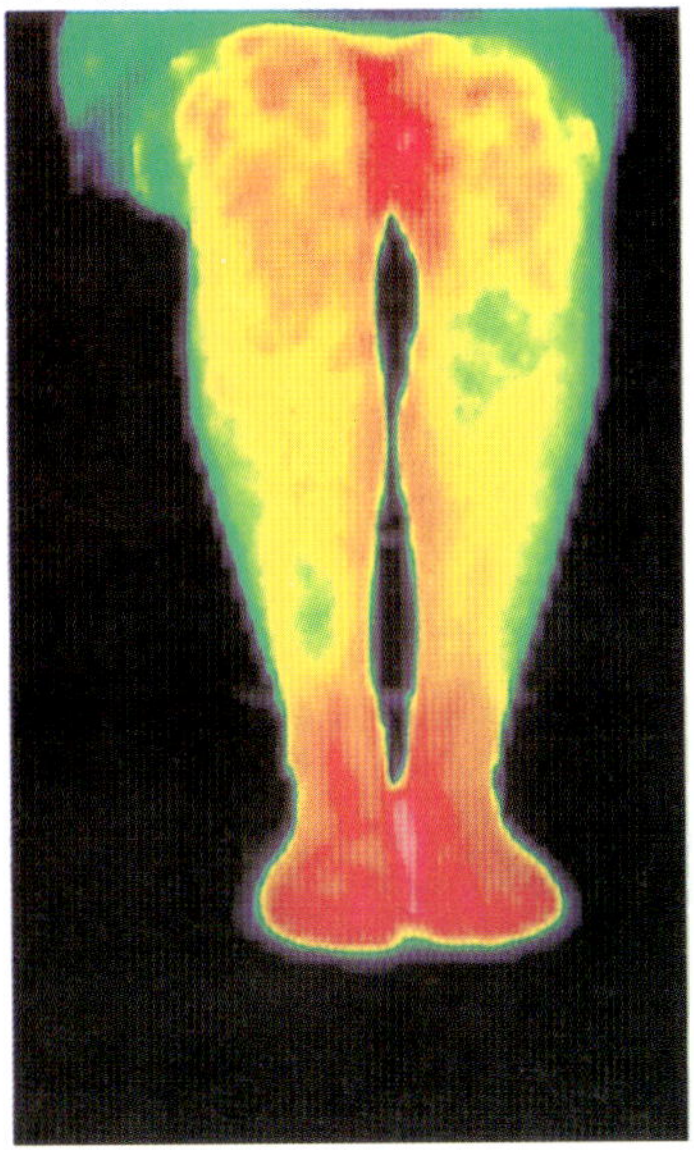

お湯・1時間後

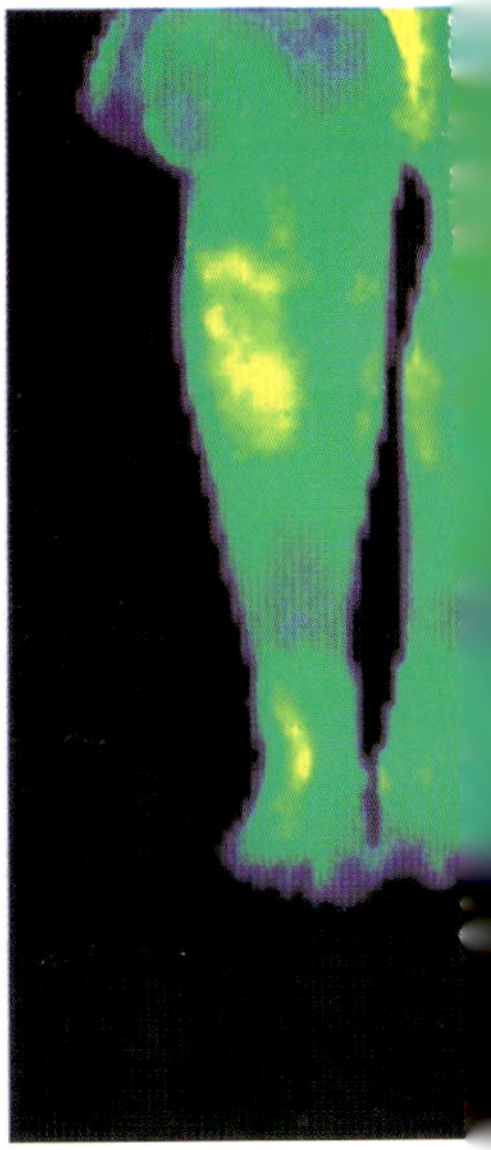

加熱前

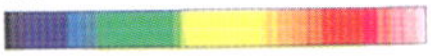

遠赤外線は人体への深達力にすぐれ、人体から出る遠赤外線と共振作用を起こし、細胞を活性化する。お湯および遠赤外線温浴機器で21歳女性の下肢をそれぞれ40℃・15分間温め、室温で放置したときの温度変化をサーマルビジョンで測定したところ、写真のような差が現われた。

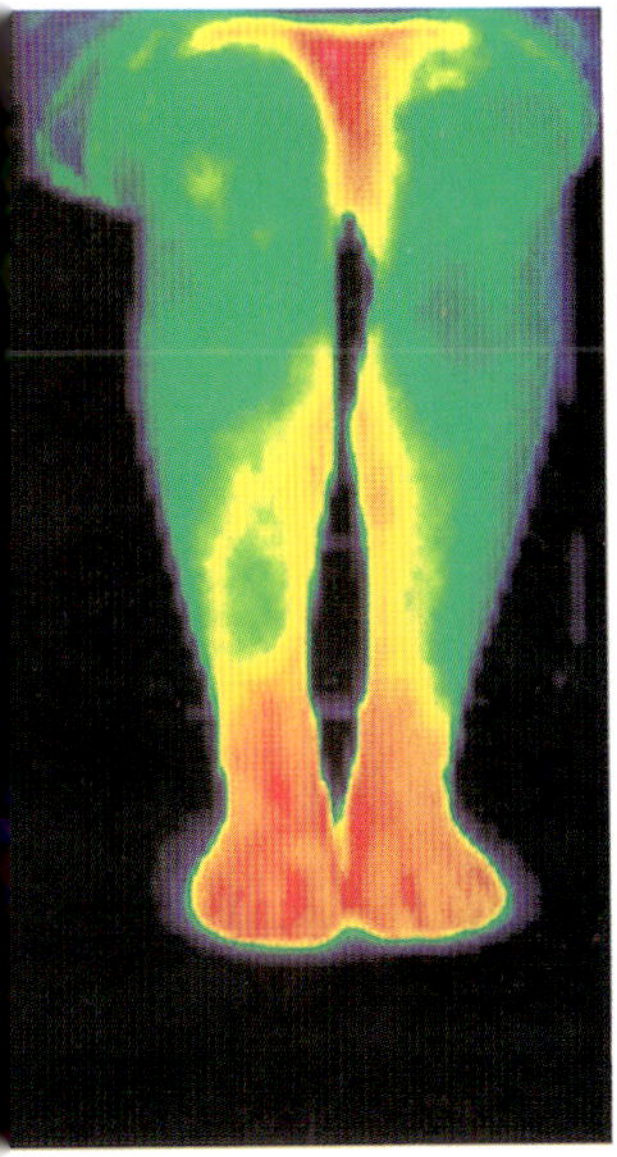

遠赤外線・3時間後

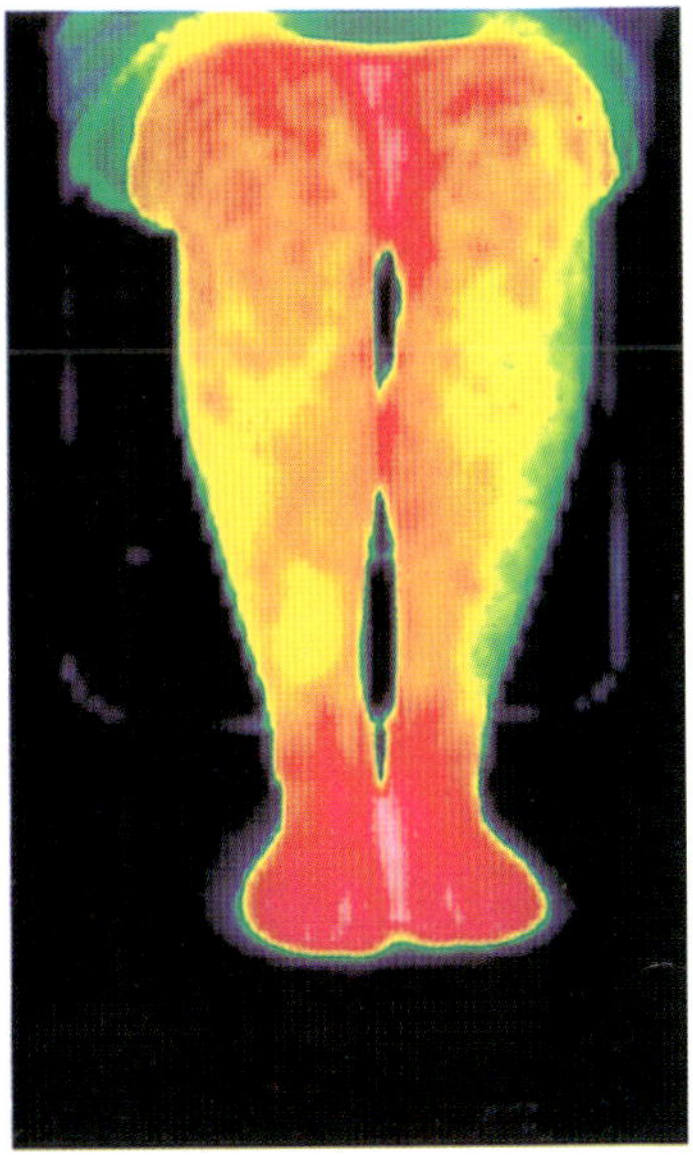

遠赤外線・1時間後

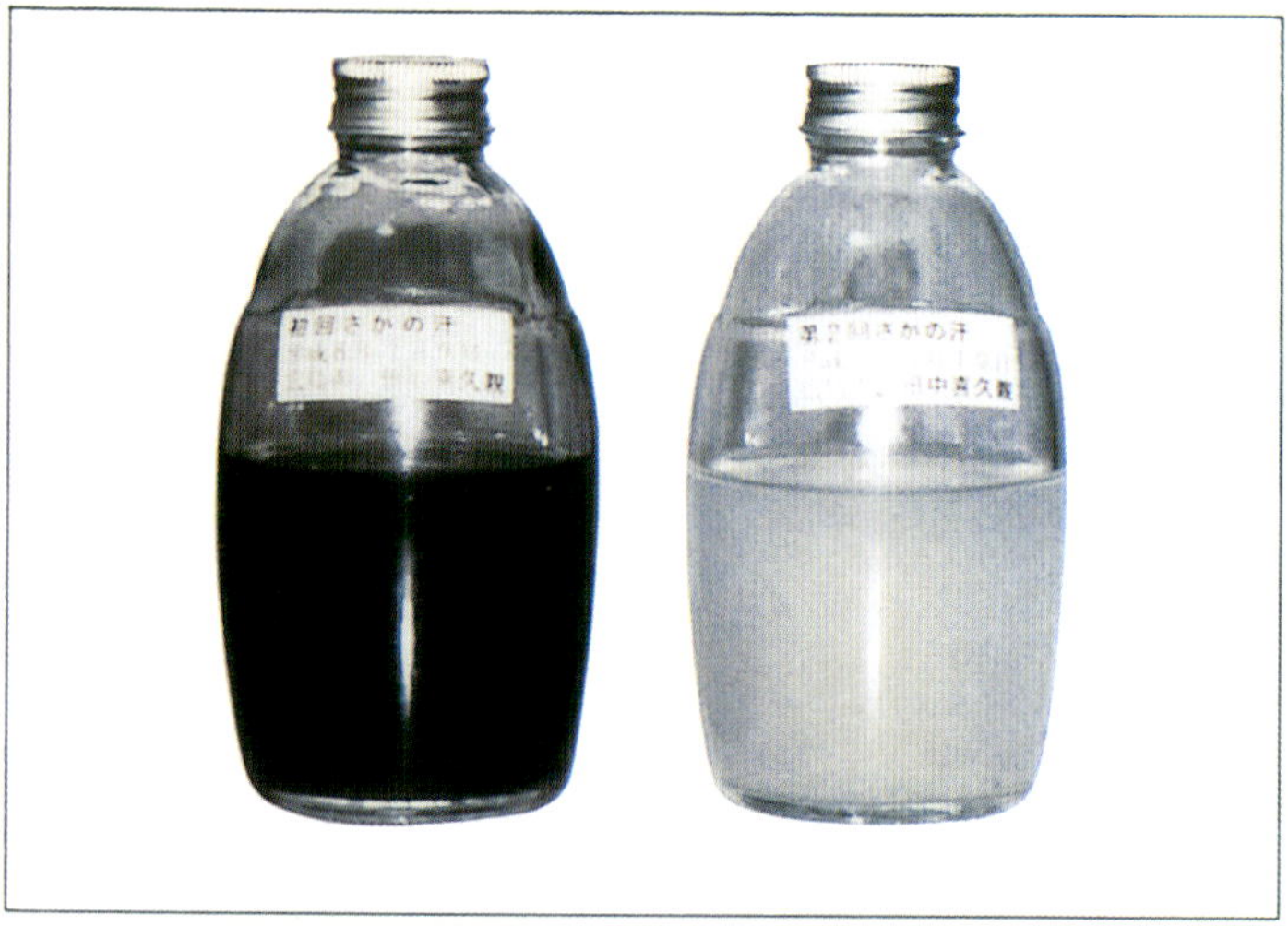

遠赤外線温浴機器の加熱による発汗。初回（写真左）は墨のように真っ黒だが、２回目（写真右）からは透明な汗になった。初回の黒い色は有害金属の排出が関係している。

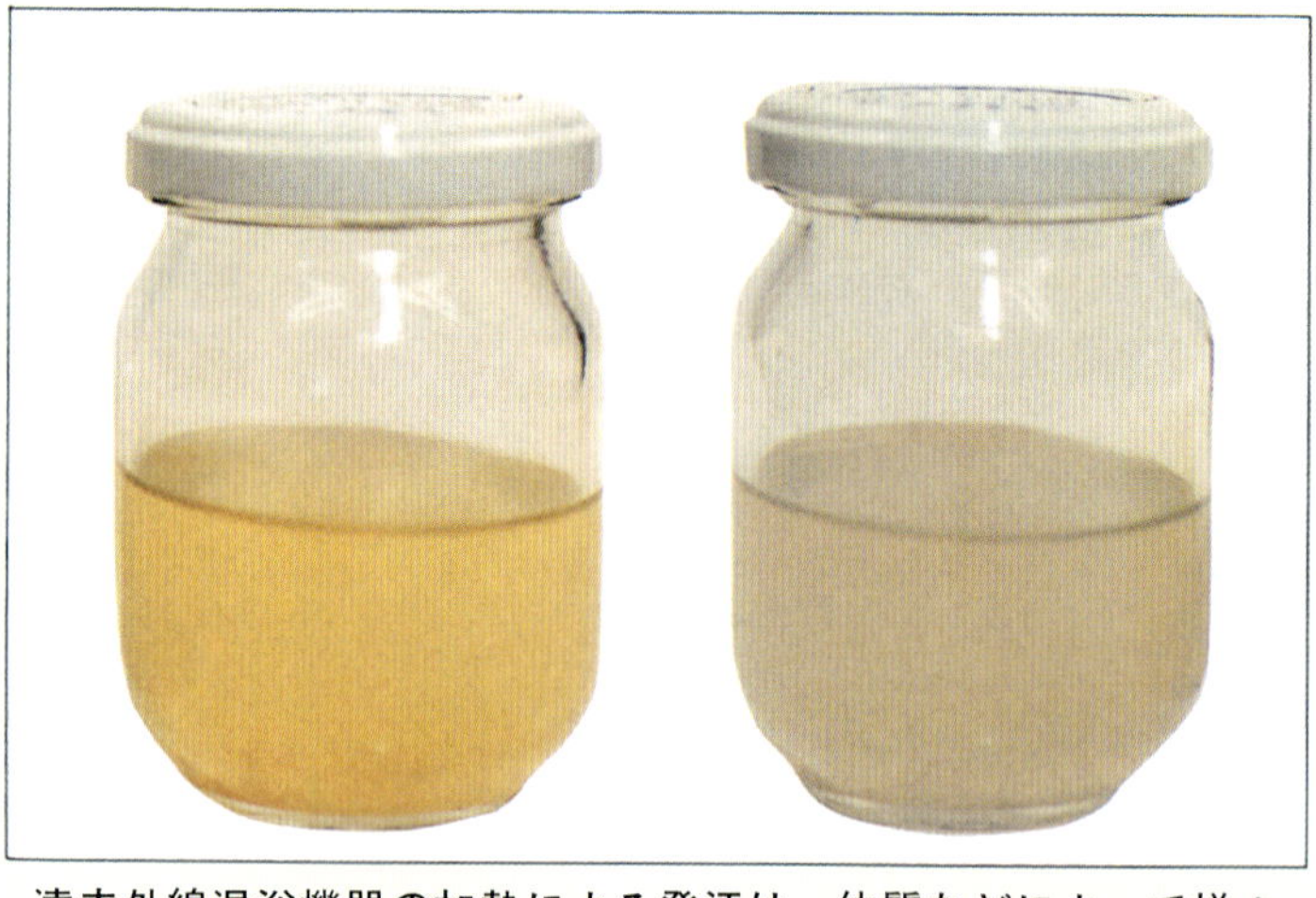

遠赤外線温浴機器の加熱による発汗は、体質などによって様々に変化する。(写真左)は８回目、(写真右)は10回目の発汗。黄色かった汗が発汗を重ねる度に無色に近くなっていくのが分かる。

続・遠赤外線と医療革命

医学博士
前田華郎 *Karou Maeda*
P.ウエスタン大学医学博士
東　善彦 *Yoshihiko Azuma*

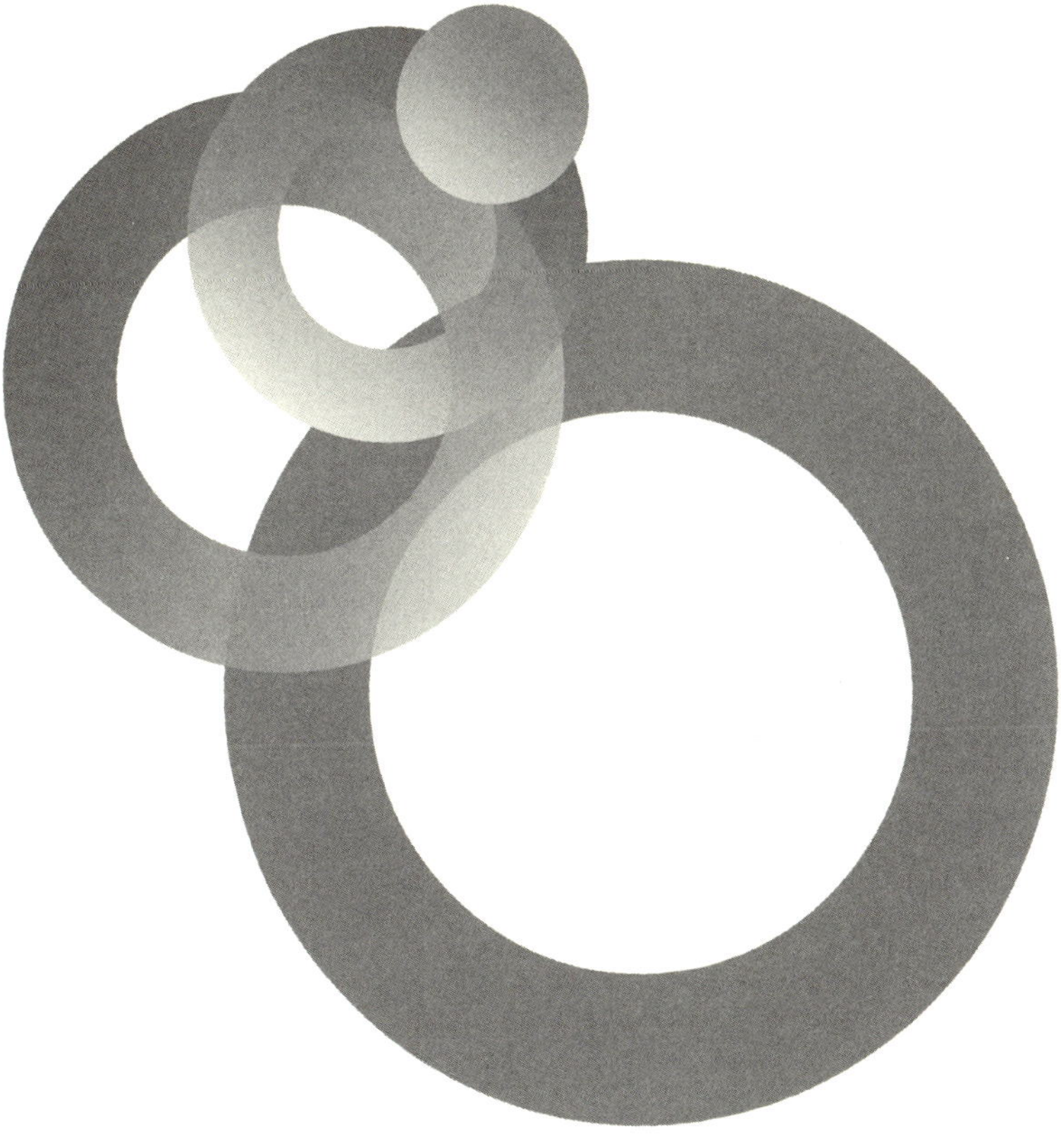

イルカBOOKS

はじめに

「熱は生きている証であり、情熱は前進の証である」

「心の温かい人」「暖かく人を包む」「熱烈歓迎」など、熱は〝心のほほえみ〟と直結しています。なにかの目的を持って仕事に熱中する、恋をする。そこには、あふれんばかりの人間の熱感を感じることができます。

それに反して、最近頻繁に起こっている身の毛もよだつような犯罪の数々は、冷酷無比そのものです。さらに、近ごろでは未成年者の凶悪犯罪も急増してきています。人の心が冷えきってしまっているのです。

このように、「冷え」は陰鬱を代表する言葉です。若いときは多少はふざけて人に危害を加えてしまうこともあるものですが、最近の子供たちはその限界を知りません。

病気も同じことで、知らぬうちに食を間違えたり、冷えを放置したりして、その限界を知らずにだんだん深みにはまっていってしまうのです。

そういう私自身、三十代のころは健康のありがたみを知りませんでした。しかし、四十代になっていろいろな病気に悩まされるようになり、六十代になってからはガンの診断までくだされてしまいました。それはまさしく健康に対する無知からきたものであり、その根本は「食と熱」という極めて単純なことだったのです。

こんな大切なことも知らずに、よく長いあいだ医者をやっていたものだと反省しています。幸い私の専門は外科系だったものですから、慢性疾患を取り扱う内科医ではなかったというのが、まだしもの救いかもしれません。

そんな私が、縁あって数年前に遠赤外線に出会い、自ら体験し、アンケートを取り、実際に体験者の方々に会って多くの体験談を聞き、まさに「目から鱗がぼろぼろと落ちる」思いを味わいました。

すべての事象には原因があります。病気もまた然りです。そこで、ガンを含むほとんどすべての慢性疾患の原因を図にまとめ、「病気の方程式」というものを作ってみました。これをご覧いただけば、熱、特に遠赤外線が病気の悪循環を断ち切るのにいかに重要な役割をはたしているかがわかるでしょう。この方程式に関しては本文中に掲載しましたので、解説と一緒にゆっくりとご覧いただきたいと思います。

前田華郎

続・遠赤外線と医療革命／目次

はじめに　2

第一章　熱と遠赤外線

あなたも冷え症ではありませんか？　14
暖房器では病気は治らない　14
暖房器と温泉　16
細胞の便秘が病気のもと　18
酵素の働きと体温　19
調理と酵素活性　20
病気の方程式　22

第二章　遠赤外線と毒素排泄

体内に蓄積していく有害物質　26
人体に重要な影響を与える有害物質　28
有害物質は遠赤外線で排出できる　31

第三章　波動と遠赤外線
なぜ遠赤外線はガン治療に有効なのか　34
第四章　遠赤外線温浴機器「さがの」についての調査及び研究
遠赤外線温浴機器「さがの」に関するアンケート調査　38
波長の測定　42
水のクラスターの変動　44
汗の分析　48
マイナスイオン化　50
基礎体温上昇作用　52
「気」とは　53
気力のエネルギーの増幅　53
気のパワーの実力　54
全身に張り巡らされた気の通路　54
「気」の上昇　55

冷え症の人の血流変化　56
悪性新生物に対する動物実験　57
自律神経活動に対する効果　61
紫外線βに対する効果　65

第五章　遠赤外線で健康になろう！　～体験談と解説～

【アトピー・喘息】
発汗浴でアトピーと喘息がすっかり消えた　70
【アトピー】
アトピー肌が一皮むけて脱皮したようなつるっとした肌に　72
【アトピー】
生後三か月からのアトピーがすっかり完治、卵も食べられるように　74
【アトピー】
十八年間苦しみ続けたアトピーが消えた　76

【アトピー・便秘】
食事療法と遠赤外線温浴機器でアトピーがよくなった 78
【アトピー・冷え症・低体温】
三四・六℃しかなかった体温が三六℃まで上がった 81
【肝臓・腰痛・扁桃腺・口内炎・鼻炎・水虫・痔】
身体の芯から温めることで長年の悩みがすべて解消 86
【顔色がどす黒い・肝臓】
冷えの解消で肝臓の数値がよくなり、健康的な顔色に 91
【胆嚢ポリープ・胆石・胆嚢炎・視力回復】
手術をせずに胆嚢のポリープが消えた 94
【心臓肥大・高脂血症・遠視による頭痛】
先天性肥大だった心臓が徐々に回復 98
【狭心症】
薬をやめて五年半、病院いらずの身体に 100

【突発性拡張型心筋症】
毎日の温浴で、週一回の山登りも楽しめるように 102
【拡張型心筋症】
不治の病だったはずが〝あと二十年は生きられる〟心臓に 104
【アレルギー性皮膚炎・脳梗塞】
アレルギーが完治、脳梗塞で倒れたが早期退院できた 107
【大動脈瘤手術で脳梗塞・肺ガン発見】
脳梗塞と肺ガンの危機を乗り越え、薬いらずに 108
【痴呆症状の緩和】
痴呆症状が回復し、安らかに逝った父 114
【くも膜下手術・左半身不自由・頭痛の解消・肉離れの症状の緩和】
じわじわと痛む頭痛が完治、手術後のリハビリも順調に 116
【脳梗塞後遺症・左趾が開いた・赤血球の増加】
まったく動かなかった左趾が動くようになった 120

【脳腫瘍手術・軽いマヒ・冷え症・子宮筋腫が消滅】
こぶし大だった子宮筋腫が消えた 123
【レイノー氏病・リウマチ】
身体に熱が戻った、重度のリウマチ患者が自分の足で歩けるように 127
【血尿・首や顔の皮膚がきれいに・水道水が良質な水に変化】
血尿が止まり、肌がきれいになった 132
【膀胱にポリープ・低体温・頻尿・胸椎骨折】
体温が上がり、頻尿が治った 135
【慢性膀胱炎・頭痛・肩こり・膝の痛み・便秘】
六年間、薬の服用なしで膀胱炎が解消 137
【冷え症・前立腺肥大】
ひどい冷え症が解消、夫の前立腺肥大も手術不要に 140
【前立腺・腸の機能低下・むくみ】
パンパンだった足の腫れが引き、検査結果も良好に 142

【腎臓・疲れやすい・肩こり】
虚弱体質が改善、月に一回のマッサージ通いから解放された　145
【交通事故で骨折十か所・輸血で肝炎・糖尿病でえそ】
死の淵から見事生還、いまでは市の嘱託職員として活躍中　146
【リウマチ】
十年近く病院通いをしていた妻が、ひとりで歩けるようになった　149
【リウマチ】
最後に行き着いた遠赤外線療法で体温が上昇　153
【リウマチ】
全身の痛みから解放され、リウマチ薬も不要になった　155
【脳萎縮・不整脈・パーキンソン氏病】
脳の萎縮が止まり、病院いらずの身体に　159
【パーキンソン氏病】
手足の震えがなくなり、夜もぐっすり眠れるように　161

【不整脈・心房細動・パーキンソン氏病】
薬が頼りの生活から抜け出し、しっかりと歩けるように 162
【膠原病・ルポイド肝炎・シェーグレン症候群・S状結腸ガン】
遠赤外線療法でさまざまな自覚症状が解消 166
【糖尿病】
視力が回復し、人工透析やインシュリン注射も不要に 173
【肺ガン】
余命四か月といわれたガンが消え、安らかな老死を迎えた母 180
【肝臓ガン】
手術なしで初期の肝臓ガンの痕跡が消えた 184
【食道ガン】
食道ガンが手術をせずに完治した 186
おわりに 189
参考文献一覧

第一章　熱と遠赤外線

あなたも冷え症ではありませんか？

人間は温かい熱を持った生き物です。そして、人間だけではなく、恒温動物すべてが「生物学的温熱器」であるといえます。

現在医学部では、熱に関する教育はほとんどおこなわれていません。しかし、こんな重要なことを見逃していては、いくら診断技術や薬品が発達したところでそれは片手落ちも甚だしいというものでしょう。

「自分は冷え症ではない」と豪語している人でも、逆に身体に「熱」を加えることによって初めて自分が冷えていたことに気づくこともあるのです。

暖房器では病気は治らない

一口に「熱」といっても、電熱器の熱やストーブの熱などその種類はさまざまです。

しかし、そんなに熱が身体にとって大切なら、暖房器を使用したり、南方の暖かい土地へ行たりすることによって、いったん罹《かか》った病気から回復するのだろうか、という疑問を持つ方がいらっしゃるかもしれません。

もちろん、中にはそういう人もいるかもしれませんが、完全に回復したという人はほとんどいないでしょう。

ところが、「遠赤外線の熱によって多くの病気が治った」という例がいくつも報告されているのです。

これは遠赤外線の持つ熱の性質が、ほかのものとは異なるためであると考えられます。

一方、「どこどこの温泉へ行ったらリウマチやガンが治った」などという話をよく耳にします。このことから、暖房器などの熱と温泉の熱とでは、なにか違うところがあるのだろうと推測することができます。

この問題を解くには、普通の熱と恒温動物すべてが放出している熱の性質とが異なることに注目してみる必要がありそうです。

暖房器と温泉

　ではここで、一般の暖房器と温泉と人間、それぞれの関係について考えてみましょう。

　身体が冷えているときに電気毛布や電気シートに包まれると、本当に温かく快い気持ちで眠ることができます。また、温かいお風呂も気持ちがよいし、疲労が取れます。

　しかし、身体を温めるだけでは病気は治りません。

　また一口に温泉といっても、特に多くの病気に有効といわれているところもあれば、反対に名ばかりの温泉もあります。

　水も温泉も、もともとは地球の深層から出てきた水であり、ミネラルも適度に含まれています。温泉は火山と関係が深いため、硫黄の成分が多く含まれていたり、ナトリウムが多く含まれていたりとさまざまです。

　こういった元素（ミネラル）の豊富な温泉に入ると、皮膚を通してこれらの成分が体内に浸透してくるのですが、もしそれだけで病気が癒されたのだとすれば、その人は温泉に入る前に相当の冷え症であったか、それらの元素が体内に不足していたからでしょう。

しかし、ガンやリウマチなどは必ずしも元素不足だけが原因だとはいえません。だとすれば、なぜ温泉で病気が癒されるのでしょうか。

その謎を解くために、ひとつずつ整理しながら考えてみることにしましょう。

まず第一に、一般の暖房器も温泉も人間も、「熱を持っている」という点で共通しています。

次に、熱の発生する部分（熱発生機構）か、熱を受け取る部分（熱受領機構）に、なにか異なる点があるに違いない、ということが考えられます。

温泉でも、岩風呂や砂利が多い浴槽、砂風呂、土・炭などを使った釜風呂などは非常に効果的であるといわれます。これはセラミックやカーボンを通した熱が、なにか人体に有効な光に変化しているためだろうと考えられます。

この光の波長こそ、人体が放出している多くの波長とほぼ等しい遠赤外線そのものなのです。

この遠赤外線が、汚れて機能の低下してしまった細胞内の発電所であるミトコンドリア[1]に働きかけ、外から同じエネルギー（波動）をつぎ込んでくれるので、細胞は次第にあたかも何事もなかったかのように活性を帯びてくるというわけなのです。

[1] **ミトコンドリア**：細胞のエネルギー代謝の中心をなす小器官。数は細胞により違うが、通常数十個程度。

細胞の便秘が病気のもと

では、多くの病気の原因、また、病気が治るということは、どういうことなのでしょうか。

多くの場合、細胞の代謝すなわち細胞内の流通機構が滞《とどこお》ってしまった状態が病気の初期の原因です。この状態が長引けば、細胞が障害を受けて慢性の疾患へと進みますが、逆にスムーズに流れれば、多くの病気は治ります。

人間の細胞は一日に億単位で死滅します。部位別で見ると、たとえば血液の細胞は四か月、肝細胞は一年半で死滅します。それらを補うために、食べものからの栄養をもとに新しい細胞が生み出されるのです。ところが、三十歳を過ぎたころからこの再生能力は減退してきます。

ノーベル賞受賞者であるアレキシスカーシル博士の実験によれば、ニワトリの卵の胚胎から取り出した心臓の細胞の一群を培養液中に入れておくと、しばらくすると細胞の出す老廃物でこの液は汚れてきます。そうなると、いくら新しい培養液を加えてやっても、細胞は生き延びるどころか急速に死滅してしまいます。しかし、この老廃物を十分に取り除きながら新しい培養液を加えてやれば、細胞は永久に生き続けるというのです。そして実際にニワトリの寿命の七〜八倍に当たる二十八年ものあいだ、この方法で細胞を生存させることに成功したのです。

「川の流れのように〜」という歌があるように、すべては時の流れとともに動いています。人間の身体も、いろいろな流れの中で生かされています。食べたものは消化され、水とともに身体の隅々まで到達し、今度は老廃物が運ばれて便や汗になって排泄されます。

気の流れも同じです。これがどこかで停滞してしまうと、細胞はその機能を十分に発揮できなくなり、これがすべての病気の始まりとなるのです。

特に、動物にとって血流ほど大切なものはありません。血液は身体中どこも常に一定して流れているわけではありません。血流の悪いところが病気になるのです。

酵素の働きと体温

人間の身体は、三六・五℃プラスマイナス〇・二℃くらい、ウシやブタでは三九℃くらいでそれぞれの細胞の機能を十分に発揮できるようにつくられています。

よい細胞の機能とは、細胞の中にあるエネルギー発生装置（ミトコンドリア）が十分に発熱し、それによって細胞の中の掃除や、すべての代謝の流れや活動（栄養の吸収・配分）が円滑におこなわれている状態をいいます。この動作は「代謝酵素」と呼ばれる一種のタンパク質によっておこなわれています。

細胞が汚れたままになっていれば、その分だけ細胞内の発電所＝ミトコンドリアの能力も減退します。逆に、ミトコンドリアの能力が減退すれば、細胞も汚れてしまいます。ですから、ミトコンドリアの能力が広範囲に減退すれば、体温がつくれないために低体温の身体になっていくのです。身体が低体温になれば代謝酵素の働きも弱まり、同時に身体の循環障害も多少なりとも起こってきます。

つまり、互いに関係の深い「代謝酵素」と「ミトコンドリアの活性」と「細胞の汚れ」がうまく回転すると、多くの病気から解放されることができるのです。

調理と酵素活性

代謝酵素をフルに活動させるためには、生のものを多く食べることが有効です。

生のものには本来、ほかの動物の胃の中に入ると、自分の持っている消化酵素で分解する性質があります。生のものを食べている動物には病気がないといわれるのはこのためです。ところが、この生のもの本来が持っている消化酵素は、熱処理で消滅してしまうのです。

したがって、揚げもの、炒めもの、焼いたものなどの加熱した料理ばかりを食べていると、これらは加熱することによって食物酵素が死んでしまっているため、食べものの消化に自分の消化酵素を大量に使わなければならなくなります。

また最近食品の中に多く添加されている防腐剤は、食べものに含まれている「食物酵素」の作用を弱めてしまうため、大切な代謝酵素が消化のほうに動員され、減少してしまいます。そのため、結果的に「細胞の汚れ」が解消されなくなってしまうのです。

さらに細胞の汚れの原因となっているのが、糖分、脂肪の摂りすぎ、化学薬品、水銀、鉛、アルミニウム、ヒ素などの公害物質の蓄積です。これだけでも細胞の汚れが起こっているのに、最近は運動不足、ストレス、タバコなどの生活習慣が血流を傷害し、ミトコンドリアが十分なエネルギーを生産できない状況が生まれやすくなっています。これらが重なって「細胞の便秘＝病気の原因」へと進んでいくのです。

以上を要約すると、食べものが細胞を汚し、酵素を減らし、酵素が減れば細胞が汚れ、細胞が汚れるとミトコンドリアの活性が減退し、ミトコンドリアの活性が減退すれば熱産生が不十分となって低体温となり、低体温になると酵素の働きが減退する、という悪循環に陥っていることがおわかりいただけるでしょう。

病気の方程式

現在、慢性疾患といわれている疾患の原因を方程式にまとめてみました。

この図を見ると、病気は互いに悪循環していることがわかります。病気を治すには、どこかでこの悪循環を断ち切らなければなりません。

そのひとつとして、食事の改善という方法があります。

動物性の脂肪、タンパク質（魚を除く）を制限し、白米のかわりに玄米か玄米酵素を食べ、食事は全体に少食にするようにし、生のものを食べて自分の代謝酵素を節約するのです。

もうひとつは、ミトコンドリアを活性化させることです。

それには、

①運動不足とストレスの解消

病気の方程式

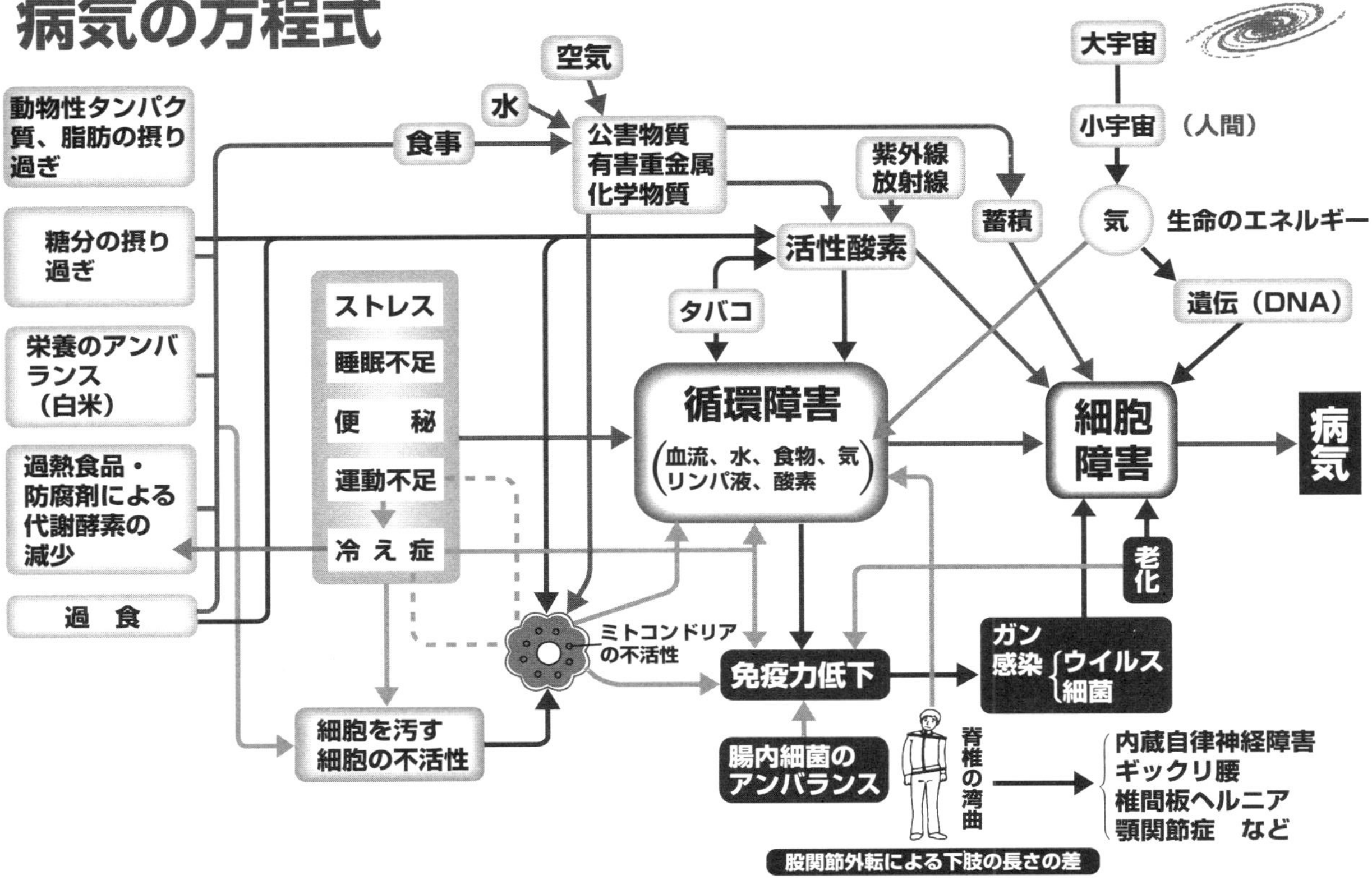
動物性タンパク質、脂肪の摂り過ぎ
糖分の摂り過ぎ
栄養のアンバランス（白米）
過熱食品・防腐剤による代謝酵素の減少
過　食
食事
水
空気
公害物質
有害重金属
化学物質
紫外線
放射線
蓄積
大宇宙
小宇宙
（人間）
気
生命のエネルギー
遺伝（DNA）
活性酸素
タバコ
ストレス
睡眠不足
便　秘
運動不足
冷 え 症
循環障害
（血流、水、食物、気
リンパ液、酸素）
細胞障害
病気
細胞を汚す
細胞の不活性
ミトコンドリアの不活性
免疫力低下
腸内細菌のアンバランス
ガン
感染｛ウイルス
細菌
老化
脊椎の湾曲
内蔵自律神経障害
ギックリ腰
椎間板ヘルニア
顎関節症　など
股関節外転による下肢の長さの差

②保温

③ミトコンドリアへの直接刺激をおこなうことなどが効果的です。

保温に関しては前述したとおり、外部から身体に熱を加えることですが、それだけでは病気の改善にはつながりません。

そこで、残るミトコンドリアへの直接刺激が最後の鍵となります。

ミトコンドリアは細胞ひとつひとつにある発電所のようなものです。

たとえば熱産生に関係のある肝臓では、ミトコンドリアが八百から二千個もあります。これを構成しているものは当然分子であり、電子です。

これらの動きを活発にするには、そこから出ているものと同じ九・八ミクロンの波長、すなわち遠赤外線を補うことが非常に有効です。そうすれば酵素の働きが活発になり、細胞の便秘も解消されます。

その結果、細胞は若返り、白血球も活性を取り戻し、免疫、ホルモン、自律神経系の中枢である視床下部の細胞群も活発に働き出し、抗活性酸素作用も復活して自然治癒力をフルに発揮できるようになるのです。

第二章　遠赤外線と毒素排泄

体内に蓄積していく有害物質

現代に生きる人間にとって避けることのできないのが、食べもの、空気、水などから体内に入り込んでくる、農薬、食品添加物、[2]ダイオキシン、[3]ベンゾピレン、[4]トリハロメタンなどの有害化学物質、水銀や鉛、ヒ素などの有害重金属です。

これらは身体の中に入り込み、蓄積していきます。そしてガンやさまざまな神経症状、奇形、流産などの原因になります。

たとえば、歯科でよく用いられる充鎮材であるアマルガムのほぼ半分は水銀です。

アルミニウムの鍋を常用していてアルツハイマーの発症を早めたり、自動車道路に面している家に住む人には鉛や水銀が多く蓄積しているといったデータもあります。

現代の若者の犯罪増加も、これら公害物質の脳内蓄積が原因していることは明らかです。

大沢博氏の研究によれば、毛髪テストでアルミニウム濃度を測定したところ、無非行中学生群では平均三・二七ppmであり、これに対し少年院の非行少年群では平均七・九九ppmと、実に二倍以上の濃度を示すという結果が出ました。

体内になにか病変が起きると、体内に分布している有害物質が必ずといってよいほどその病変部に集まってきます。

ガンの場合は水銀や鉛、それにウイルスまでが集まってきます。

その理由は現在のところ明らかになっていませんが、いずれにしてもこれらを体内から排出しておかなければ、いつか必ずなんらかの病気の原因になります。

遠赤外線は、実に効果的にこれら有害物質を汗として排出してくれるのです（第四章「汗の分析」の項を参照）。

ダイオキシン[2]**…**猛毒で、発ガン性や催奇形性が強い。トリクロロフェノキシ酢酸という除草剤の製造の際の副産物として、また焼却施設などからも検出される。

ベンゾピレン[3]**…**コールタール中の発ガン有効成分のひとつ。

トリハロメタン[4]**…**水中の有機化合物（フミン質）が、浄水場の塩素と反応してできる有機塩化化合物で、発ガン性が問題になっている。

人体に重要な影響を与える有害物質

一九五六年、熊本県水俣湾が工場廃棄液の中の水銀で汚染され、その湾でとれた魚介類を食べた人たちに激しい中毒性の神経障害という苦しみをもたらしました。この水俣病については、最近やっと裁判が終わったところです。その後、新潟県阿賀野川流域でも昭和電工鹿瀬工場からの水銀汚染が起こり、第二の水俣病といわれました。

水銀、カドミウム、ヒ素、鉛のような有害重金属や、DDT[5]、BHC[6]、PBC[7]などの化学物質は、初めに汚染された生物を他の生物が食べるという食物連鎖がくり返されることで、それらの濃度が次第に濃縮されていきます。

たとえば、海水の水銀を藻が吸収し、その藻を水生昆虫が食べ、それを小魚が食べ、それを肉食魚が食べているうちに、水銀の濃度が工場排水中の濃度の数万倍にまで濃縮されるといった具合にです。しかしそうした公害でなくても、私たちは常に有害物質に囲まれた日常生活を送っているのです。

それでは、人体にとって特に重大な影響を与える有害金属をいくつか挙げてみましょう。

●水銀……公害の主役をなすのは水銀です。古くはシェイクスピアの「ハムレット」で耳の中に入れて殺人の目的に使われていますが、逆に医療の面では数多く利用されてきました。たとえば、傷口の消毒に一般的に使用されていたマーキュロクローム、疥癬《かいせん》などに有効な水銀軟膏、また利尿剤などです。そのほか殺虫剤、化粧品、電池、寒暖計、エアコンのフィルター、蛍光灯、歯科用アマルガムなどに利用されていました。水銀は、石炭、石油の燃焼後や下水、工場廃棄物などから多く検出されています。

人体に入ると、脂肪組織に溶け込み、細胞膜を傷害します。その主な症状としては、神経症状であるイライラ、頭痛、不眠、健忘症、情緒不安定、自制心の欠如による凶暴性、腎障害、高血圧、足の知覚鈍麻、関節炎などがみられます。


DDT[5]……有機塩素系殺虫剤。全世界的に広く使用されたが、環境汚染の原因になるとの問題点が指摘され、日本では一九七一年以降使用禁止になった。

BHC[6]……有機塩素系殺虫剤。環境や食品への汚染が問題となり、一九七一年に使用禁止となった。

PBC[7]……電気絶縁体、熱媒体、感熱紙などに広く利用されていたが有毒で現在は製造中止になっている。

●ニッケル…人体に必須の微量金属として、通常の食品、たとえば豆類、トウモロコシ、ホウレンソウ、キャベツなどにごく微量含まれますが、濃縮された形ではタバコの煙、灯油の燃焼、自動車の排気ガスなどに含まれ、ステンレス器具、義歯、洗浄剤などにも使用されています。濃縮された形で人体に入ると、頭痛、不眠、下痢、嘔吐《おうと》を起こし、慢性化すれば呼吸困難、肺ガンに移行することもあります。

●ヒ素……自動車の排気ガス、殺虫剤、除草剤、農薬、飼料添加物などに含まれます。

人体に入ると、手のひらや足の裏の角化症（皮がむけてくる）、手足の痛みと腫れ、高血圧、しわがれ声を起こし、進行すれば筋肉の萎縮、心臓病、肝臓病、黄疸《おうだん》、精神錯乱などに移行します。

●アルミニウム…自動車の排気ガス、タバコの煙、アルミ缶、食器、食品合成着色料などに含まれます。

人体に入ると、胃の不快感から始まって、筋肉の痛み、疲労感、肝および腎機能障害を引き起こし、さらに進めば呼吸困難、痴呆、脳障害に移行します。

●鉛……活字、水道管、ハンダ、鉛電池、放射線の遮蔽《しゃへい》壁、紙やガラス、昔は化粧品にも含まれていました。

人体に入ると、食欲減退、便秘、胃痛から胃潰瘍《いかいよう》に至り、慢性化すれば胃腸管壁の動脈の硬化、痛風、萎縮腎が起こり、特にアルコール中毒と慢性鉛中毒を合併すると痛風は激痛を伴います。慢性化すれば脳の器質的変化をきたし、妄想、癲癇《てんかん》、視神経萎縮、運動マヒなどを起こします。

●カドミウム…メッキ、合金、電池などの原料に用いられます。

人体に入ると、背骨や手足に激しい痛みが出て骨がもろくなり、骨折しやすくなります。そのため歩行困難、全身衰弱で死亡することがあります。

三井金属鉱業神岡鉱業所から排出されたカドミウムが原因となったイタイイタイ病は有名です。

有害物質は遠赤外線で排出できる

これらの有害金属は、現代社会においては、どうしても避けて通ることはできません。

体内の有害物質の排泄機能は、尿、便、呼吸、発汗の四つです。しかし毛髪をはじめとする体毛の毛根部、すなわち皮膚深層から皮下脂肪組織にかけて沈着するこれらの有害金属は、尿や便、呼吸からはほとんど排泄されません。しかも、通常のサウナや軽い運動による発汗でも不十分なのです。

以前にテレビでも放映されましたが、それを証明するためには、通常のサウナによって得た汗と、遠赤外線照射によって得た同量の汗を分析してみればわかります。

その結果、前者ではほとんど検出されなかった水銀やカドミウム、アルミニウムなどの有害金属が、後者では多く検出されたのです。

また、遠赤外線照射で得た汗の色を調べた結果、初めは黒褐色であったのが、照射を続けるにつれ次第に透明に近づいてきたことがわかりました（第四章「汗の分析」の項を参照）。

これらのことからいえるのは、通常の高温サウナでも到達できない皮下脂肪組織に沈着している有害金属は、遠赤外線照射によってのみ排出されるということです。

したがって、現代に生きる人間は、死ぬまで日々蓄積されていく有害物質を遠赤外線でたびたび排出することによって、健康を維持できるということがおわかりになるでしょう。

第三章

波動と遠赤外線

なぜ遠赤外線はガン治療に有効なのか

波動とは、水の中に石を落としたときに波紋が広がるそのエネルギーのことです。たとえば、ガンが身体のどこかに発生すれば、その中心部のエネルギーが一番強く、遠く離れるにつれて次第に弱くなります。

ガンに限らず、生体にとって病的な状態、つまり血液の循環が悪くなっている部位や、水銀、鉛、カドミウム、アルミニウム、ウイルス、細菌などの異物があるところには、それぞれ異なった形の波紋が身体中に広がっています。

健康な人でも病気の人でも、人は身体全体にエネルギーを放散しています。そのエネルギーの波長は、遠赤外線とほぼ同じ九・八ミクロンの波長が全体の熱放出量の半分近くを占めています。

しかしガンの場合、正常な波動のほかにすべてのガンに共通なガン遺伝子の波動というものがあり、部位によって独特な波動を生みます。

たとえば、子宮ガンなら子宮ガンの波動、肺ガンなら肺ガンの波動といった具合にです。

遠赤外線温灸器とガンの波動

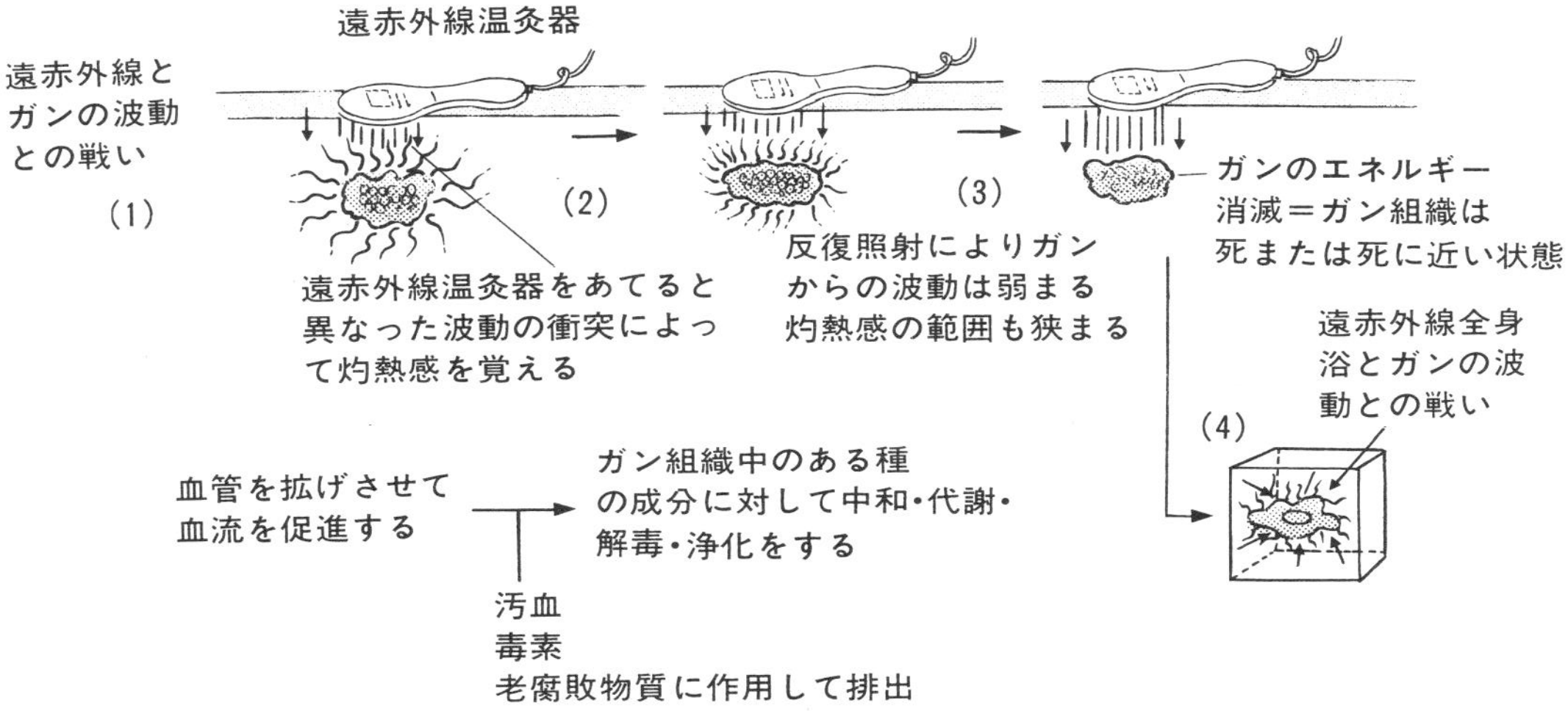
遠赤外線温灸器
遠赤外線とガンの波動との戦い
(1)
(2)
(3)
遠赤外線温灸器をあてると異なった波動の衝突によって灼熱感を覚える
反復照射によりガンからの波動は弱まる灼熱感の範囲も狭まる
ガンのエネルギー消滅＝ガン組織は死または死に近い状態
遠赤外線全身浴とガンの波動との戦い
(4)
血管を拡げさせて血流を促進する
ガン組織中のある種の成分に対して中和・代謝・解毒・浄化をする
汚血
毒素
老腐敗物質に作用して排出

ガンが進行してくると、ガンのエネルギーは次第に強さを増してきて正常なエネルギーを脅かします。まさに、正常な波動とガンの波動との闘いといってよいでしょう。

ガン治療の際に、放射輝度の高い高温の遠赤外線を用いることがあります。

ガンから離れた部位に比較的高温（七〇℃前後）の遠赤外線を当てても快い温度と感じます。しかし、ガンに一番近い皮膚上では、ガン波動と正常組織の波動（遠赤外線と同じ）という二つの異なった波動がぶつかりあうため、強烈な熱さを感じます。

この動作を継続していると、次第にガンの波動は弱められ、最後には強烈な熱さを感じなくなります。そのときは、ガンの波動はもう消滅したと見てよいでしょう。

遠赤外線温浴機器の中に入れば、身体を取り囲むように遠赤外線を放射することにより、もっと低い温度でもガンのエネルギーを四方八方から攻撃してその波動を破壊することができるのです。

この原理は、いってみれば掌でおこなう気功と同じです（第四章「気とは」の項を参照）。

第四章

遠赤外線温浴機器「さがの」についての調査及び研究

遠赤外線温浴機器「さがの」に関するアンケート調査

遠赤外線温浴機器「さがの」を使ってさまざまな実験と調査をおこなってみました。各実験・調査の結果は次のとおりです。

調査方法は無記名とし、評価基準は百点満点としました。

「悪化」はマイナス、「変化なし」は〇点、「半分くらいの回復感」は五十点、「大満足」は百点とし、その中間でも任意に採点できるようになっています。

アンケートをとった三百五十二名のうち有効回答総数は三百四十九名で、結果及び評価は次のようになりました。

遠赤外線温浴機器「さがの」
使用者349名による無記名のアンケート調査

年代＼数	男性	女性	不明	年代別合計
20代	3	3	1	計7名
30代	5	8	0	計13名
40代	9	40	1	計50名
50代	31	100	7	計138名
60代	38	62	2	計102名
70代以上	10	25	4	計39名
男女別合計	計96名	計238名	計15名	計349名

評価基準

●使用した結果として、自分ではどう判定しているか100点満点基準で回答にしてもらった。

●悪化はマイナス、変化なしを0、半分くらいの改善を50、大満足は100、その中間でも良しとした。

使用者の年代別内訳

冷え症、肩こり、腰痛、アレルギー疾患、頭痛、関節痛、高血圧、低血圧、便秘、リウマチ、疲労、外傷後遺症、関節疾患、肥満、風邪をひきやすい、痛み、浮腫（むくみ）、水虫、脳障害後遺症、心疾患（僧帽弁閉鎖不全症、拡張型心筋症、不整脈）、胃ガン術後、潰瘍性大腸炎、甲状腺機能障害、肝疾患、糖尿病、自律神経失調症、不眠、高コレステロール、歯槽膿漏、C型肝炎、白内障、喉頭ガン、皮膚疾患、更年期障害、子宮筋腫、三叉神経痛、視力低下、耳鳴り、卵巣嚢腫、下腿静脈瘤、白斑、下痢、円形脱毛症

アンケートに記載された疾患名

使用条件 効果率	一日当たりの入浴回数と人数	使 用 期 間
0〜20%	1回と答えた人 5名 2回 〃 5名 3回 〃 4名 5回 〃 3名 平均して1日約1〜3回	1ヶ月以内と答えた人 7名 2〜3ヶ月 〃 5名 1年前後 〃 2名 平均して1ヶ月〜3ヶ月
25%前後	2回と答えた人 1名 3回 〃 3名 平均して1日1〜3回	1ヶ月以内と答えた人 1名 6ヶ月以内 〃 3名 1年前後 〃 2名 2年前後 〃 1名 平均して6ヶ月〜1年
50%前後	3日に1回と答えた人 1名 2日に1回 〃 2名 1日に1回 〃 8名 2回 〃 7名 3回 〃 10名 4回 〃 5名 5回 〃 4名 平均して1日1〜3回	1ヶ月以内と答えた人 2名 2ヶ月〜6ヶ月 〃 7名 1年前後 〃 9名 2年前後 〃 11名 3年前後 〃 10名 4年以上 〃 6名 平均して2ヶ月〜3年
75%前後	1週間に1回と答えた人 1名 1日に1回と答えた人 3名 2回 〃 17名 3回 〃 18名 4回 〃 8名 5回 〃 3名 6回以上〃 4名 平均して2〜4回	1ヶ月前後と答えた人 3名 2ヶ月〜6ヶ月 〃 16名 1年前後 〃 6名 2年前後 〃 10名 3年前後 〃 3名 4年以上 〃 11名 平均して2ヶ月〜4年以上
100%前後	1回と答えた人 12名 2回 〃 33名 3回 〃 49名 4回 〃 16名 5回 〃 13名 6回以上〃 5名 平均して2〜5回	1ヶ月前後と答えた人 8名 2ヶ月前後 〃 10名 1年前後 〃 20名 2年前後 〃 19名 3年前後 〃 30名 4年以上 〃 41名 平均して2ヶ月〜4年以上

有効率・入浴回数・使用期間の関係

疾患名と数 ＼ 有効率とその割合	100%と答えた数と割合	75%前後と答えた数と割合	50%前後と答えた数と割合	25%以下と答えた数と割合
冷え性　52名	30（57.7%）	12（23.0%）	8　（1.5%）	2（3.8%）
肩こり　33名	19（57.5%）	4（12.1%）	10（30.3%）	
腰　痛　29名	19（65.5%）	4（13.8%）	4（13.8%）	2（6.8%）
アレルギー疾患22名	16（72.7%）	5（22.7%）	1　（4.5%）	
頭　痛　17名	8（47.0%）	5（29.4%）	4（23.5%）	
関節痛　16名	9（56.2%）	3（18.7%）	4（25.0%）	
高血圧　15名	7（46.6%）	1　（6.6%）	5（33.3%）	2（13.3%）
便　秘　15名	10（66.6%）	2（13.3%）	3　（20%）	
リウマチ　6名	5（83.3%）	1（16.6%）		

※症例については、アンケートに記載された疾患のうち10例以上あるものを選んでまとめた。

アンケートの中の主な疾患名に対する分類

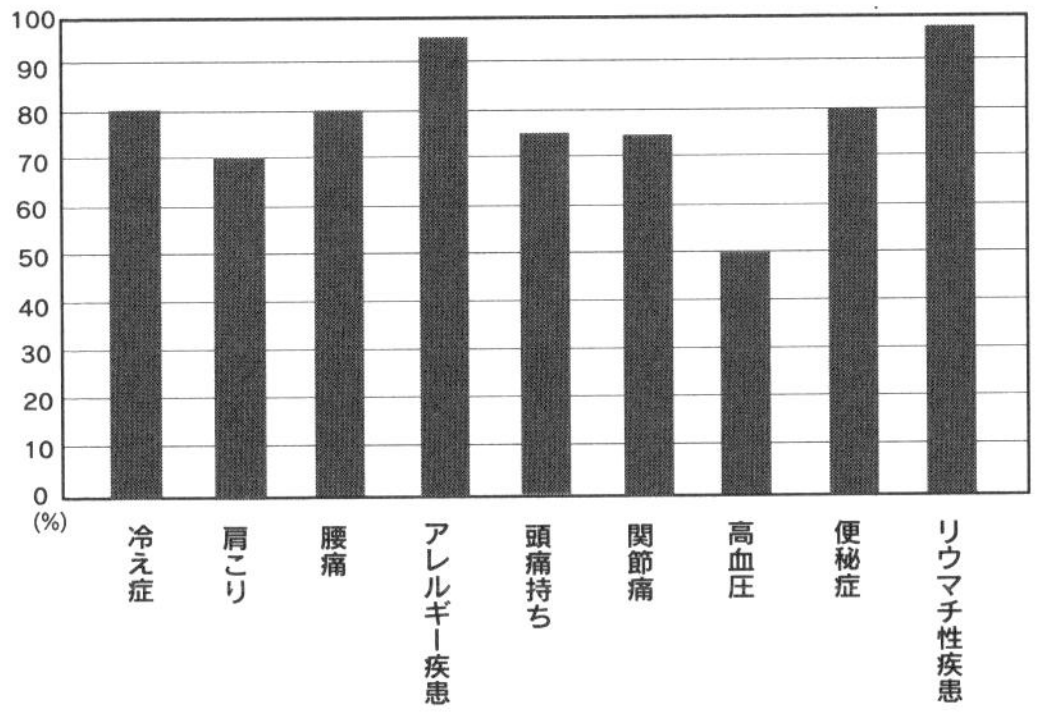

●アンケート上からいえること

1：性別・年齢による有意の差は認められなかった。
2：長期間使用している人に高い有効率を示した場合が多かった。
3：使用期間が1年未満では、まだ効果が十分に発揮できない場合が多かった。
4：入浴回数は平均して1日2～3回の人が多かったが、有効率が高いほどその回数も増加している傾向がある。
5：アンケートで記載された疾患のうち、10名以上が選んだ9疾患について、「それぞれの症状が遠赤外線温浴機器使用によって75%以上も改善した」と答えた人の率を上の棒グラフであらわした。

遠赤外線温浴機器使用によって緩和した症状の数々

材　料	放射率	材　料	放射率
アルミ板（鏡　面）	0.01	コ　ン　ク　リ　ー　ト	0.94
アルミ板（粗　面）	0.26	屋　根　瓦（黒色）	0.92
鉄　板（みがき）	0.09	石　塊	0.93
鉄　板（発　錆）	0.93	綿　布（白色）	0.83
銅　板（鏡　面）	0.09	ウールジョーゼット（白色）	0.84
銅　板（酸　化）	0.13	綿 ブロード（空色）	0.72
ベークライト（茶色）	0.91	ウールフラノ（灰色）	0.78
黒色ラッカー塗布面	0.97	ナイロンサージ（黒色）	0.81
白色ラッカー塗布面	0.88	ウールサージ（紺色）	0.82
杉　板	0.83	人　体（手のひら）	0.98
研磨布（AA-80）	0.94	青　桐　の　葉	0.81

各種物質の室温における放射率の例

温度（℃）	全放射率
59	0.96

東京都立工業技術センターにて測定。
依頼番号　6工技普光第306号

全放射率

波長の測定

遠赤外線温浴機器「さがの」の波長が人体から発する波長とどの程度類似しているか、そのほか、赤外線分光放射率、各種物質の室温における放射率などを、東京都立工業技術センターに依頼して調査してみました。

この結果から、遠赤外線温浴機器「さがの」は人体から発する遠赤外線と極めて類似した波長と波形を有していることがわかります。

遠赤外線温浴機器「さがの」使用の
ガラエポ絶縁ヒーター赤外線分光放射特性

このグラフはヒーターから出ている赤外線の、波長（横軸）による放射特性を測定したものです。グラフ1より、人体から発せられる波長（9.8ミクロン）とほとんど同じ波長での出力（放射輝度）が高いことがわかります。

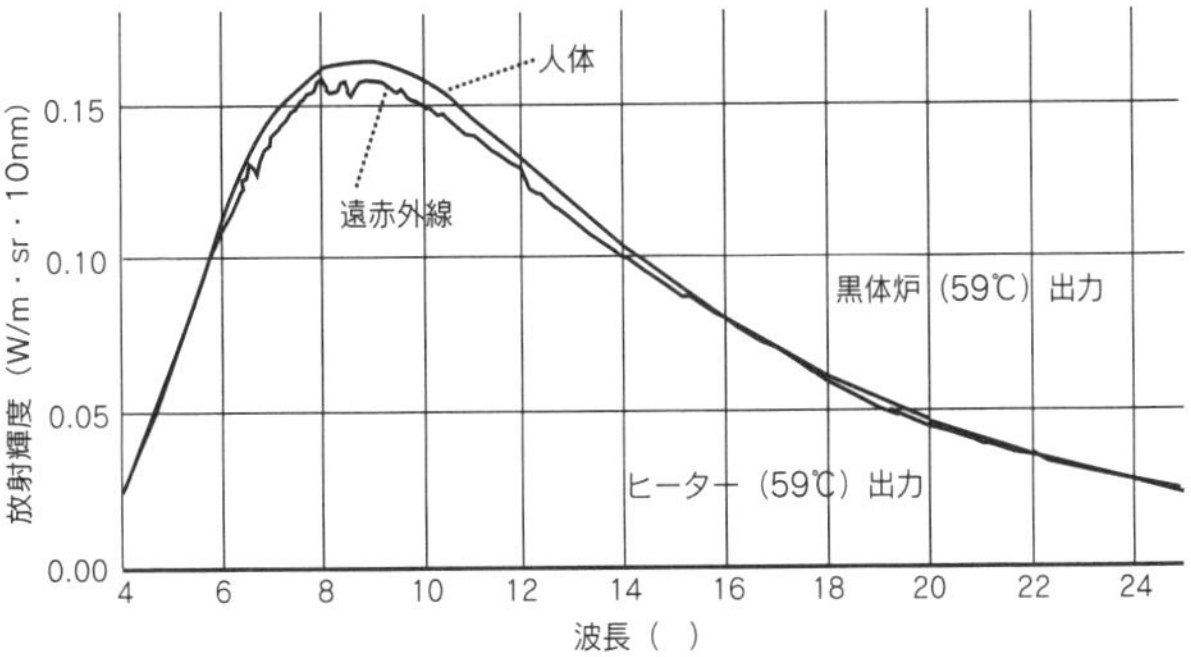

赤外線分光器放射出力

赤外線が人体に当たると、表皮で吸収されて熱となります。この赤外線の加温によって皮膚乳頭部の血管は拡張し、血流がさかんになるとともに、血液はそこで加温され全身を循環します。そのため全身が温められ代謝がさかんになります。

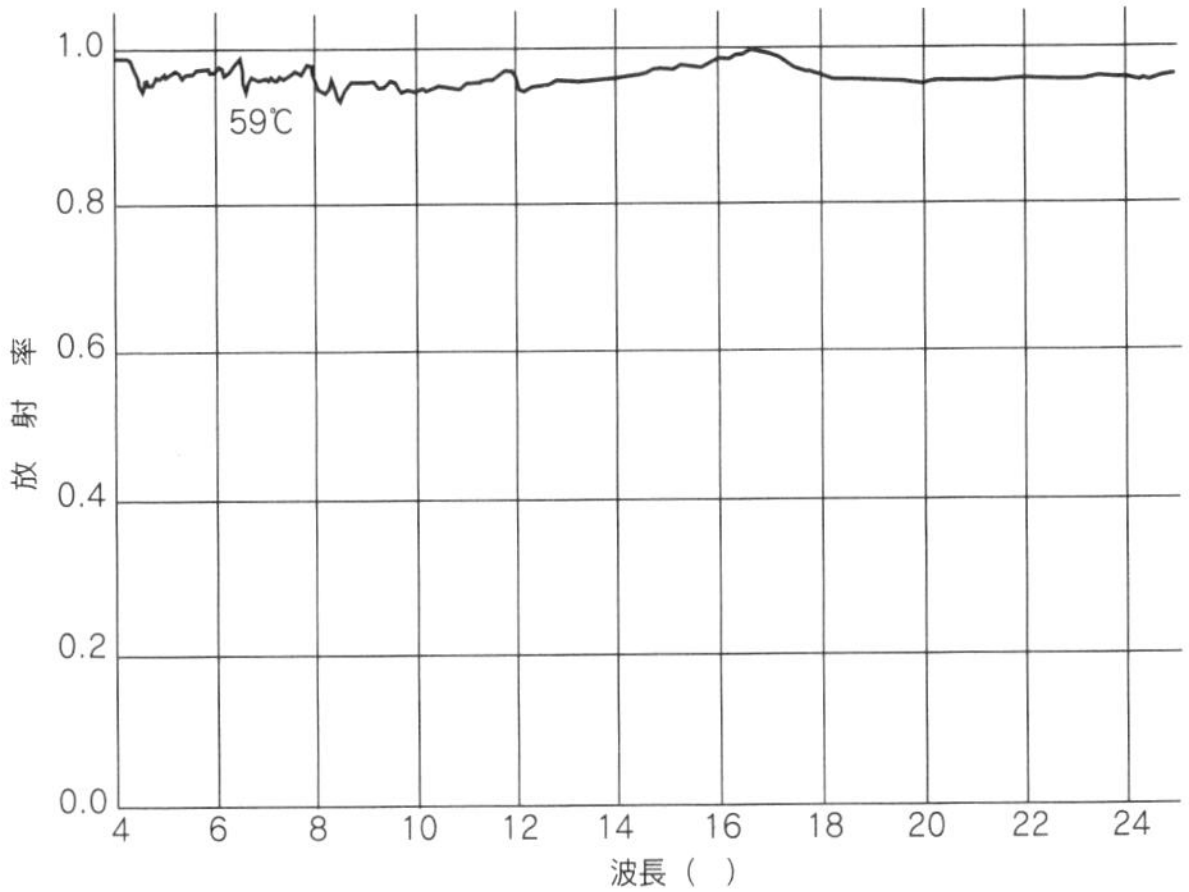

赤外線分光放射率

パラメーター	内　　　容
DFILE	Data File：測定されたNMRデータをディスクに名前をつけて登録する場所。外部から依頼された試料の場合には、顧客の秘密保持のために登録しないかしてもすぐに消去する。
OBNUC	Observation Nuclci：観測原子核。水の場合には酸素の原子核（^{17}O）になる。
EXMOD	Experimental Mode：測定方法。NONとは、H（水素原子核）の影響を残している状態で測定すること。
OFR	Observation Fequency Set：観測周波数。MHzの単位。
OBFIN	Observation Fewquency Fine Set：観測周波数。KHzの単位。したがって、実測の周波数はOFR＋OBSET＋OBFINとなる。
POINT	Data Point：NMRデータをデジタル化するのに用いる点数。（2^n単位）^{17}O-NMRの場合には、16384点＝16k点を使う。
FREQU	Frequency Range：観測周波数範囲。KHzの単位。この周波数範囲をデジタル化するのに用いた点数のことをData Pointという。^{17}O-NMRの場合には、10000Hz（＝10KHz)を使う。
SCANS	Number of Scans：積算回数。良質なNMRデータを得るまでに積算した回数。

水の^{17}O-NMR（酸素原子核の磁気共鳴）測定条件

水のクラスターの変動

水の分子は、マイナスの電荷[8]を持った酸素原子と、プラスの電荷を持った二個の水素原子が磁石のように結合してできています。

実際の水は、最小単位である一個の水の分子が自由に動いている状態ではなく、通常数個の分子が集まって集団になった状態で存在しています。静かに置かれたコップの水でも、その内部では絶えずこれらの分子が超高速度で振動・回転・運動をくり返し、いろいろな形に変動しているのです。

これらの水の分子集団を「水のクラスター」といいます。

クラスターとは水の分子集団のことで、集団の大きさによって発信する信号の周波数（単位Hz＝ヘルツ）が異なります。集団が大きければ周波数は大きく、集団が小さければその周波数も小さくなります。

クラスター（分子集団）が大きいと、当然細胞膜を出入りすることがスムーズにいかなくなるし、細胞の代謝活動にとっては不利な条件になります。

反対に水のクラスターが小さければ、細胞膜への浸透も容易になり、栄養の補給や老廃物の排出に有利になります。

世界の長寿村の水のクラスターは平均八〇Hzで、雨水、天然湧き水、井戸水、水道水などはすべて一〇〇Hz以上と大きく、逆に温泉水などは長寿村の八〇Hzを下回っています。

クラスターの小さな水を使用することで、アレルギーの改善、糖尿病の改善、皮膚の若返り、白髪・抜け毛の防止、疲労回復、排便・排尿の脱臭効果、料理の味の改善などが期待できます。

そこで、遠赤外線温浴機器によって実際に遠赤外線を照射してみると水のクラスターがどのように変動するのか、調査してみることにしました。（日本電子株式会社製フーリエ変換核磁気共鳴装置・生命の水研究所、四十七頁の図表を参照）。

電荷[8]**：**物体が帯びている静電気の量。

それでは、少し詳しくこのグラフを見てみることにしましょう。

〔グラフの読み方〕

簡単に解説すると、グラフの山型の図形部分が細くなれば、水のクラスターが縮小したということになります。

まず、遠赤外線照射前には一四八・九Hzだった数値が、照射三十分後には一時的に一五二・一Hzに上昇したものの、百二十分後には一四四・五Hzに減少しました。

以上の実験結果から、四〇℃の遠赤外線を二時間水に照射することによって、有益な飲料水を得ることが可能であることが判明しました。

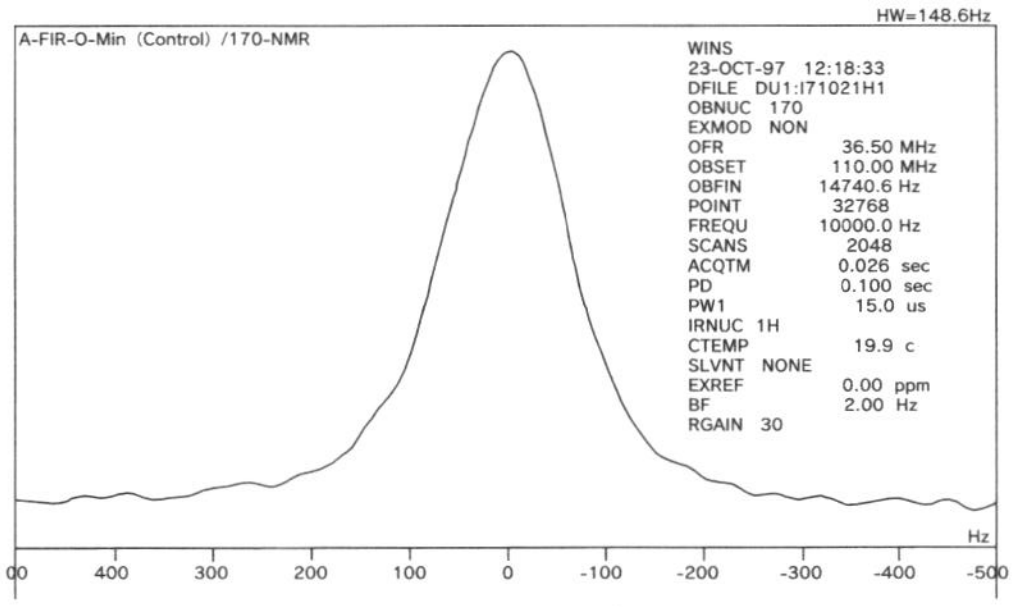

遠赤外線照射前

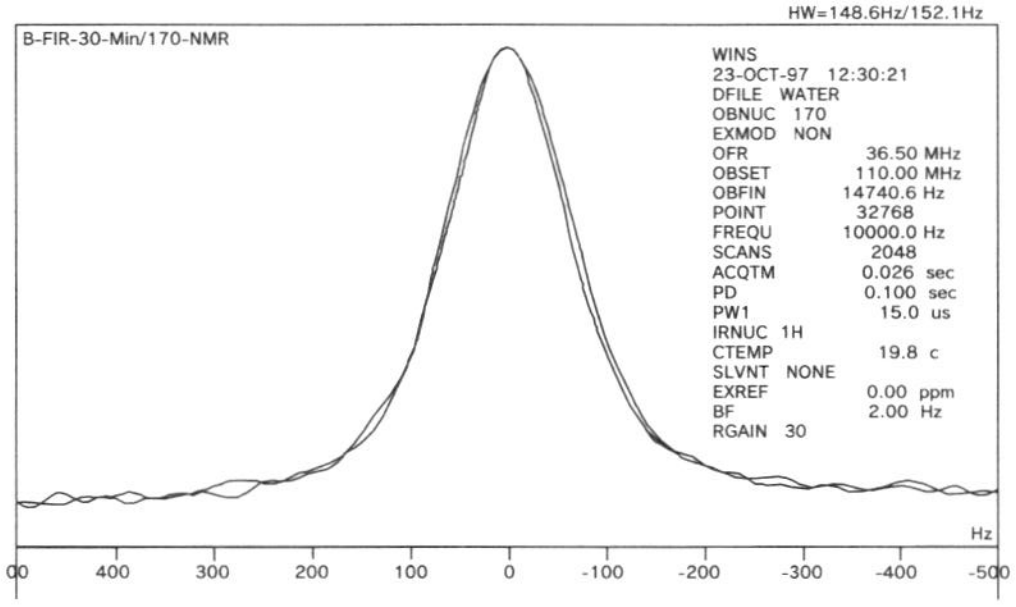

遠赤外線照射30分後

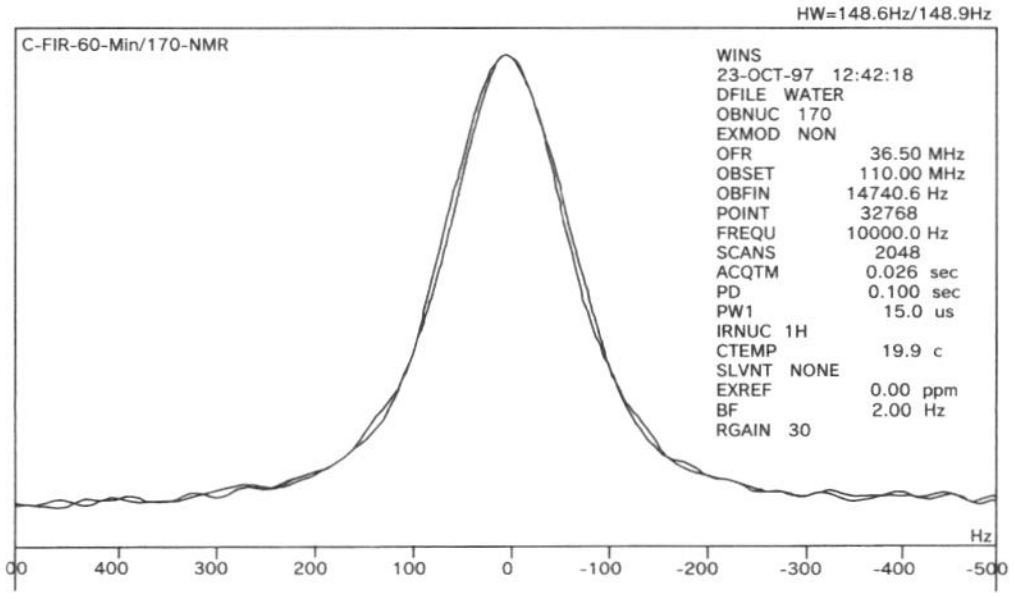

遠赤外線照射60分後

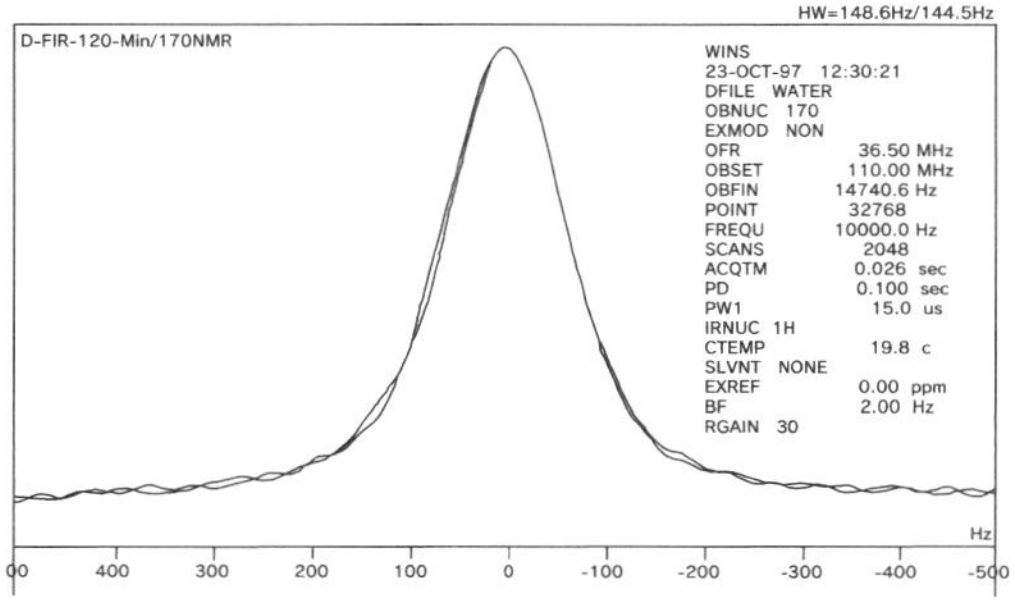

遠赤外線照射120分後

汗の分析

環境汚染がいまや深刻な問題になっていることは明白な事実ですが、職業病のほかに、特に食品添加物や魚介類に含まれている有害重金属が体内に蓄積されている可能性があります。（詳しくはすでに第二章で述べたとおりです。）

体内の排泄器官は尿、大便、唾液、汗ですが、通常はこれらからの有害重金属排出能力は微量に過ぎません。

しかし、遠赤外線の卓越した組織透過性を利用すれば、ほかのいかなる方法よりも多量に、深部からの有害重金属を排出することができるのです。

そこで、遠赤外線温浴機器「さがの」を用いて発汗した汗の分析を、『国定水道法』に基づく水質基準値と比較してみました。

またさらに一名については、その濃度の推移を調査してみました（巻頭カラーページを参照）。

それでは、次頁の「汗の分析」の表を見てみましょう。

この症例では、遠赤外線を照射することによって初回の検査日の数値から比べると、その二

カドミウム	0.01mg/ℓ以下であること
水　銀	0.005mg/ℓ以下であること
鉛	0.05mg/ℓ以下であること
六価クロム	0.05mg/ℓ以下であること
マンガン	0.05mg/ℓ以下であること
銅	1.0mg/ℓ以下であること
鉄	0.3mg/ℓ以下であること

（平成4年12月21日厚生省令条69号）

水道法に基づく主な水質基準値

単位mg/ℓ

検査日／重金属の種類	1996年2月	1996年3月	減少率	1998年6月	減少率
鉛	0.030	0.005	1/6	0.016	1/2
水　銀	0.0076	0.0016	1/5	0.0006	1/10
銅	0.60	0.20	1/3	0.20	1/3
亜　鉛	2.00	0.06	1/33	0.40	1/5
マンガン	0.98				
六価クロム	0.20				
カドミウム	0.06				

汗の分析

年後には鉛は二分の一、水銀は十分の一、銅は三分の一、亜鉛は五分の一にまで減少しました。

　別の症例でも、マンガンが二倍、カドミウムが五倍、六価クロムが六倍にも達していました。

　さらにもう一例では、マンガンが二倍、カドミウムが五倍、水銀が十倍も検出されていることがわかりました。

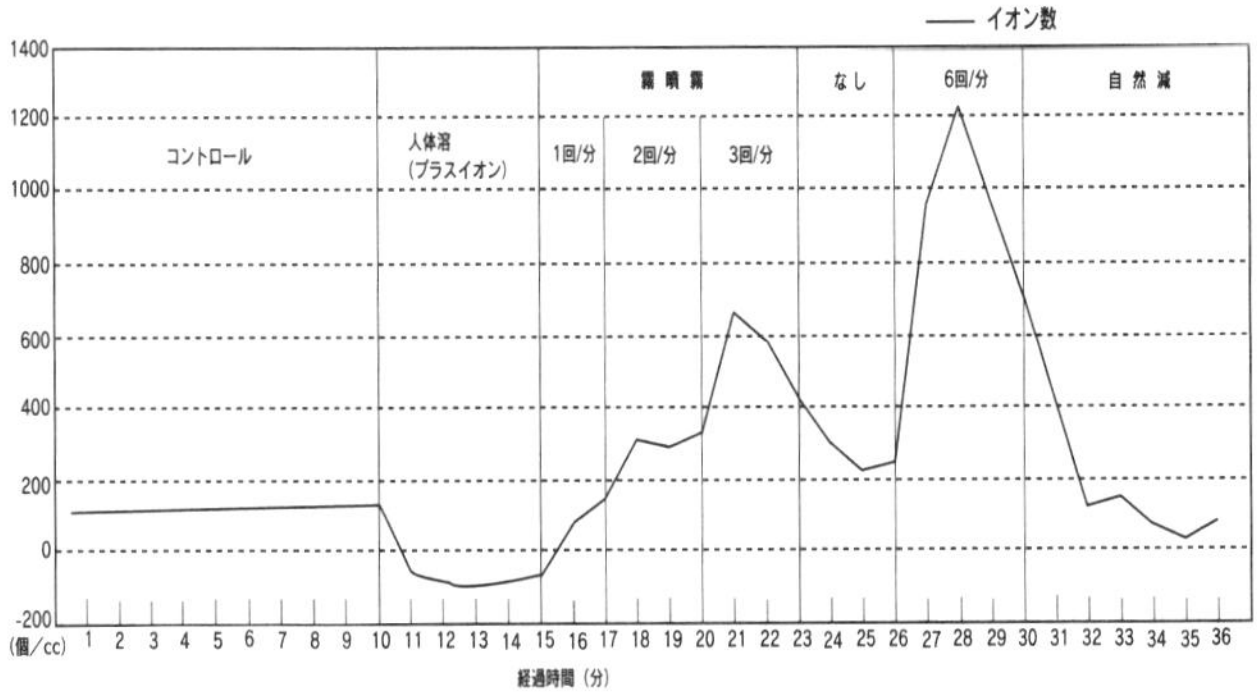

マイナスイオンの推移

マイナスイオン化

天候や天体の磁場の変化によって、大気中のプラスイオンとマイナスイオンの量が変化します。

汚染された都会の空気環境下ではプラスイオンが多く、渓流や森林の中などの澄んだ空気の環境下ではマイナスイオンが多くなります。

一般に、マイナスイオンが人体に有意義に作用する量は、千～五千個／ccといわれています。

遠赤外線温浴機器「さがの」がマイナスイオンの増減に関してどのように影響するかを調査してみました。

上はマイナスイオンの推移をあらわしたグラフ、次頁は遠赤外線温浴機器「さがの」通電時のマイナスイオンの数の変動を表にしたものです。

その結果、遠赤外線温浴機器「さがの」に通電されると、初めはプラスイオンが増加しますが、やがて水の噴霧によってマイナスイオン化し、その度合いは単位時間あたりの噴霧回数に比例するということが判明しました（神戸電波製 Ion tester KST-99 型測定器、遠赤外線応用研究会）。

（単位　個／cc）

条件		経過時間	イオン数
コントロール ヒーターOFF		1	90
		2	85
		3	84
		4	89
		5	89
		6	82
		7	82
		8	86
		9	93
		10	88
人体浴（プラスイオン発生）		11	+108
		12	+127
		13	+129
		14	+122
		15	+104
噴霧	1回／分	16	88
		17	160
	2回／分	18	340
		19	296
		20	350
	3回／分	21	660
		22	573
		23	422
なし		24	300
		25	211
		26	234
噴霧	6回／分	27	949
		28	1229
		29	919
		30	693
自然減		31	491
		32	300
		33	311
		34	211
		35	179
		36	230

マイナスイオン測定値

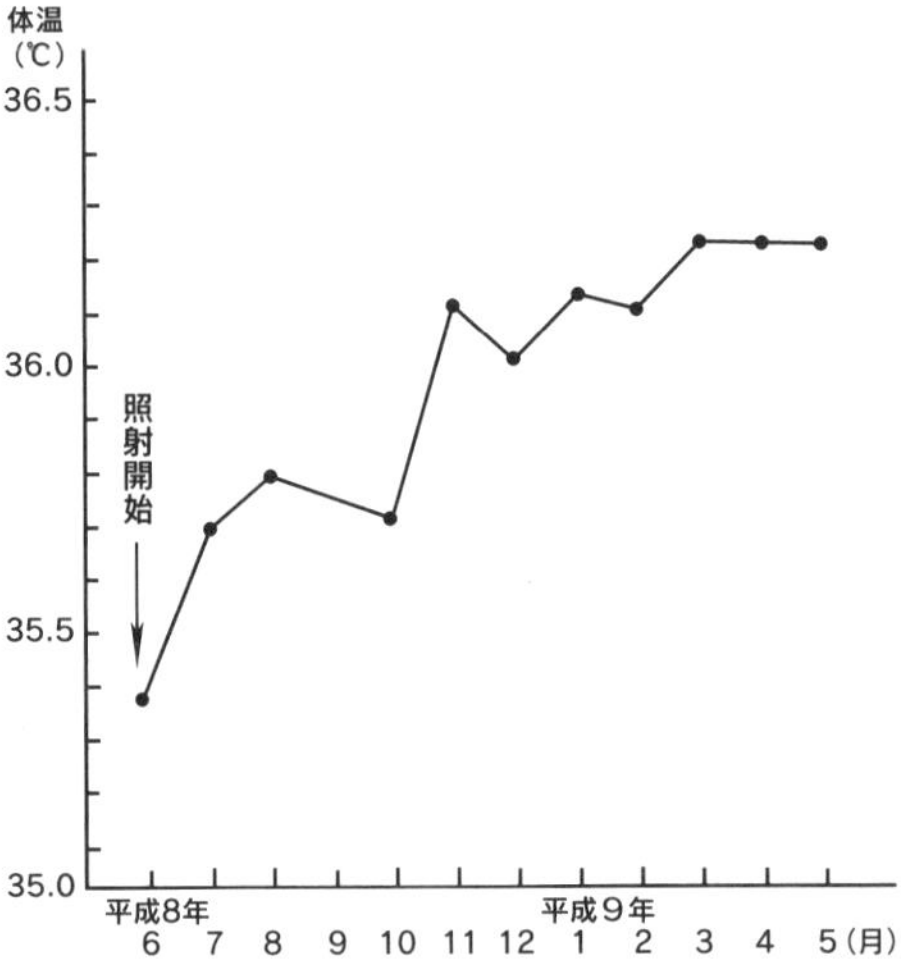

遠赤外線照射による基礎体温の上昇

基礎体温上昇作用

上のグラフは、遠赤外線温浴機器「さがの」による基礎体温上昇の例を表したものです。これは一日の同じ時間に測定した体温の月の平均値をグラフで表したもので、五十代後半男性のケースです。

この男性は脳梗塞で一か月間入院し、退院まもない平成八年六月から、遠赤外線温浴機器による遠赤外線照射を一日に三十分ずつ五回おこないました。

退院直後は三五・四℃にも満たなかった体温が、照射開始とともに上昇し始め、一年で三六・二℃となり、約〇・八℃も上昇しました。

「気」とは

人間は、小宇宙といわれる「気」という生命エネルギーを持っています。これは単なる植物のような生命体ではなく、意志の持ち方によって生命のエネルギーに変化を与えます。

一般におこなわれている気功というのも、「気」を利用してさまざまな能力をアップする方法です。気功には、鉄人技ができる硬気功と、病気を気功で治す軟気功があります。どちらも訓練によって意識を集中させるわけですが、今世紀最高の超能力者といわれるユリ・ゲラーが精密電子秤に一gのおもりを載せ、これをガラスの蓋《ふた》で覆い、これに外から気のパワーを与えたところ、この秤が十回も揺れたといいます。

気力のエネルギーの増幅

日本のこの分野での第一人者、電気通信大学の佐々木茂美教授は、気のパワーを実際に測定する実験をおこなっています。気功師が「気」を入れた水は「気」を入れない水と比べて明らかに電気伝導率が増加したというのです。この人間から出るエネルギーは念写にもあらわれています。

気のパワーの実力

中国の上海第八人民病院では、長年にわたり、軟気功を麻酔や医療に利用しています。気功師たちは自分の気のパワーを病人の患部に当て、相手に気のパワーを送って患部の血行をよくしたり、気の弱っている患者自身のパワーを上げるようにしています。

日本でも有名な高塚光氏のテレビ公開実験で、会場にいる人々や多くの視聴者がスプーンを曲げたり、痛む箇所や長いあいだ動かなかった関節が動けるようになった場面を見ました。

全身に張り巡らされた気の通路

東洋医学では、身体にあるツボと同じように経路が全身に張り巡らされており、これが気の通路になっていて、この流れが滞《とどこお》るといろいろな病気になるといいます。気で頭痛、腰痛、生理痛、高血圧、慢性の皮膚疾患、ノイローゼ、さらに難治といわれる末期のガン、頸椎ヘルニアなども治ったという人がいます。中国では、ガンの原因は「正気不足なれば、邪気が踞《きょ》す。これが積してガンになる」といわれています。

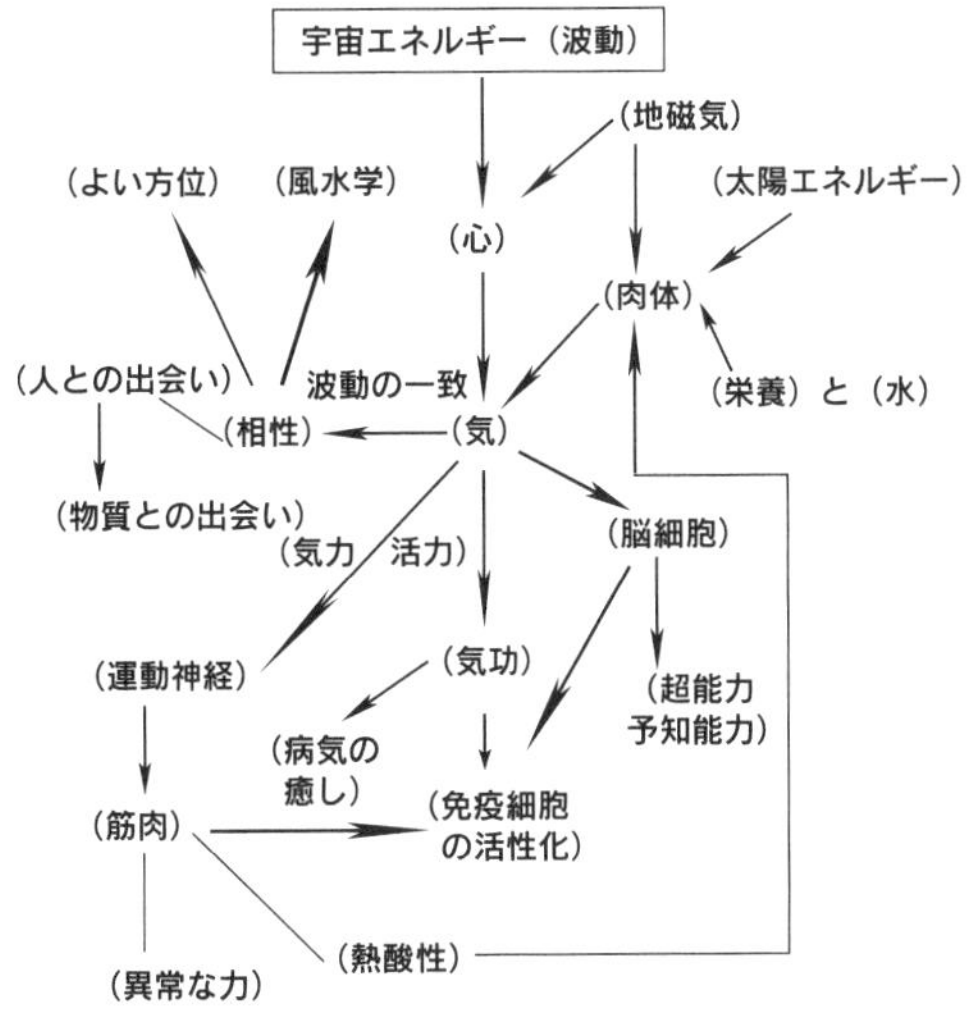

人間を生かすエネルギー

気力の改善のために、スポーツ選手が利用することもあります。また、願望達成にも利用できます。意識と無意識のあいだにある状態では、物体に作用する力、または意識と物質の相互作用といったものが生じることはたしかなようです。

このように、気功は自分でも、また第三者の手を借りても治療が可能なのです。気を強める方法としては、「催眠術・暗示・瞑想」などがあります。

「気」の上昇

次に、「気」放射計測器（市川雅英、久保田昌治、栗本小三郎、佐々木健人各氏の発明に

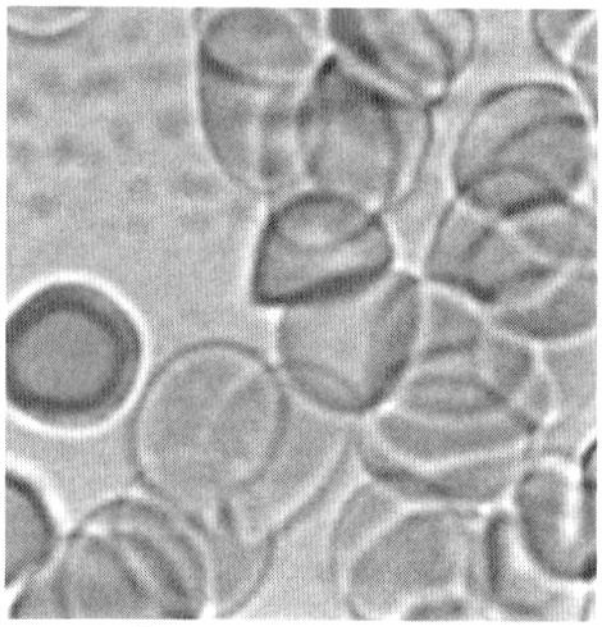
①遠赤外線照射前

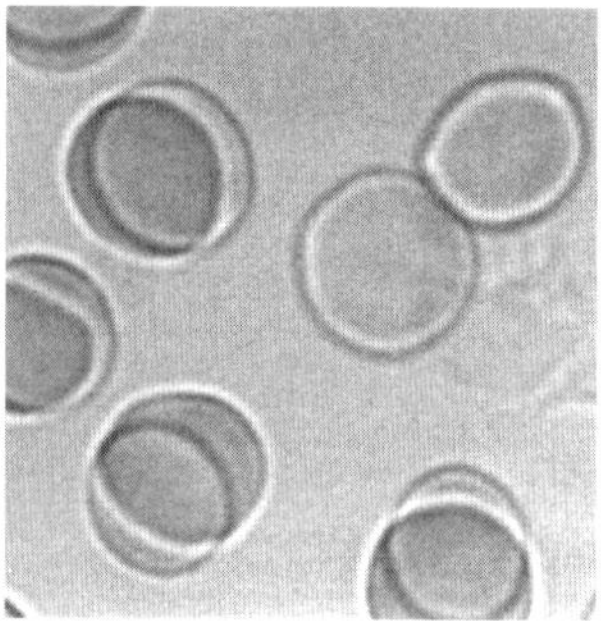
②遠赤外線照射後

よる）を用いて気の測定をおこなってみました。
まず測定する周辺の気を測定してみると、マイナス三〇ありました。それが、遠赤外線温浴機器「さがの」に通電してから五分後にこの計測器を中に入れると、一気に二八〇まで上昇したのです。また、人間を用いて測定した結果、遠赤外線温浴機器「さがの」に入浴する前と入浴後三十分とを比較すると、二・五倍から三倍の上昇率を示していることがわかりました。

冷え症の人の血流変化

上の二枚の写真は、冷え症の女性の血液像です。
①遠赤外線温浴機器「さがの」に入浴する前は、赤血球が重なり合ってあまりよく流れていないことがわかります。
血流の流れが悪くなると、酸素や酵素、栄養、ホルモンなどを十分に運ぶことができず、組織の代謝が渋っていろいろな病

気の原因になります。
②遠赤外線温浴機器「さがの」の一番弱い温度（さがの浴）に入って三十分後の写真です。
赤血球は一個一個分離して、勢いよく流れはじめました。

悪性新生物に対する動物実験

遠赤外線の全身照射によって生体の悪性新生物にどのような影響を及ぼすかを、マウスを用いて実験してみました。


【実験方法】

あらかじめ遠赤外線が遮断されないことを確認したマウス飼育用のプラスチック製容器（二八cm×一三cm×一六cm）がちょうど上下二段に入る大きさの実験装置で、左右の側壁より自動的に遠赤外線が照射できるようなサーモスタットが装備されています。

さらに本装置の上には日本エアテック製プレフィルター（SS-MAC）が取りつけられており、常に一定の強さの風量で装置内をクリーンに保つことができるようになっています。

【実験装置の条件】

動物実験室全体が常に二四℃に設定されており、その環境下でいったん本装置から遠赤外線が照射されれば装置内の温度は急上昇するため、サーモスタットによって三〇℃を超過すると自然に照射が止まるように設定しました。

照射時間は三十分間隔で十五分間とし、人間の場合と同様の条件として、夜中の六時間は照射を中断しました。したがって、一日の設定時間は十八時間としました。

しかし実際十五分間の照射時間を設定しても、照射が始まれば二分以内に装置内の温度が三〇℃以上になり、通電が止まります。

その後、装置内の温度はさらに上昇し、約三二・五℃をピークに徐々に下降します。三〇℃以下になれば再び照射が始まりますが、そのときの状態によって多少の変動があり、実際の十五分間の遠赤外線照射時間は、平均二分二十秒でした。したがって一日の総照射時間は二分二十秒×二×十八＝七十八分間となりますが、実際は約六十～七十分ということになります。

【実験動物】

対象群として体重四・五kgの全免疫細胞を持つ雄マウス（BALB/c）十一匹と体重四・五kgの全免疫細胞欠如雄マウス（C.B-17／IcrCI-Scid-bgBR）二十匹、合計三十一匹を使用しました。なおエサはガンマー線で処理した無菌性固形のもの、飲料水は煮沸滅菌したものを用いました。

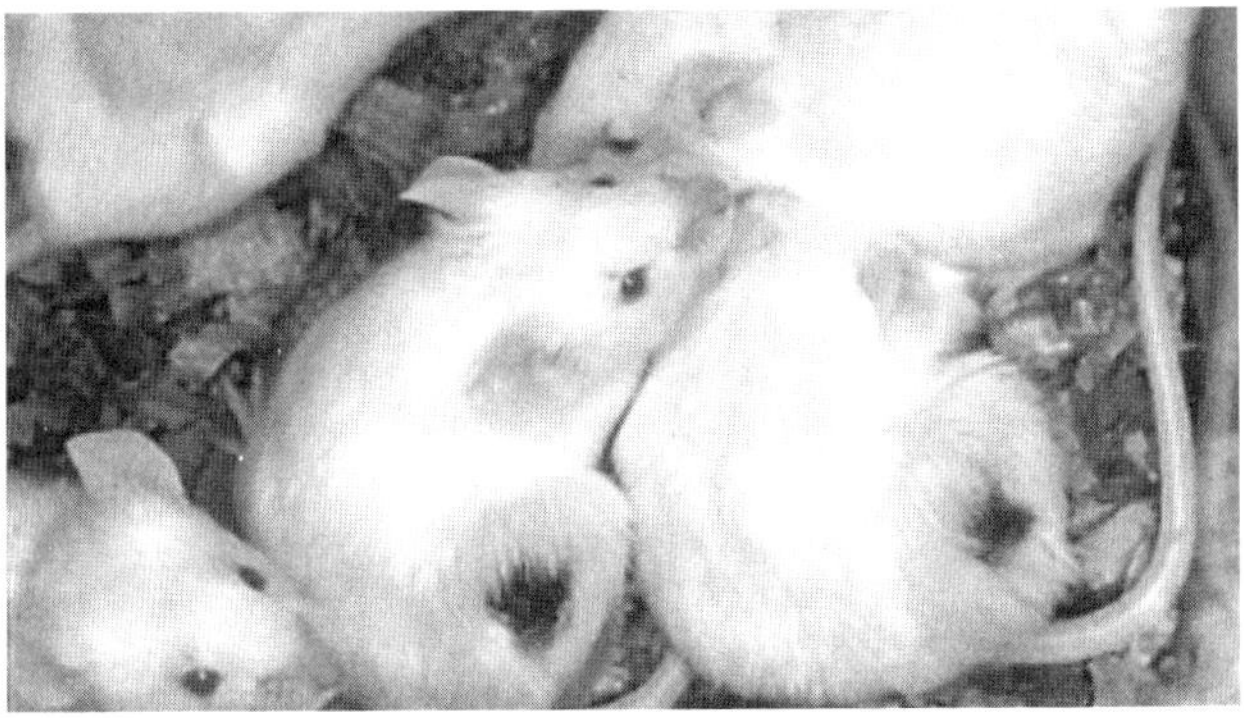

臀部に移植された繊維肉腫細胞のマウス

【移植した細胞】

マウス由来の繊維肉腫細胞CCRFS-180Ⅱ（Sarcoma180）を、一m^2あたり百万個、マウスの腰部皮下に注射によって移植しました。

【結果】

移植後五日目ごろより数匹に腫瘍の増大が認められましたが、その後次第に縮小し、五十八日目に二匹が死亡しただけでその原因は不明です。

次に免疫細胞欠如マウスを対象群として遠赤外線非照射群と照射群との比較をおこないました。

腫瘍細胞の移植後、遠赤外線照射群の死亡日数の推移は次頁のグラフに示されているように腫瘍細胞移植後十二日目からはじまり、十九日目から二十五日目に集中し、最長三十日間ですべて死亡しました。

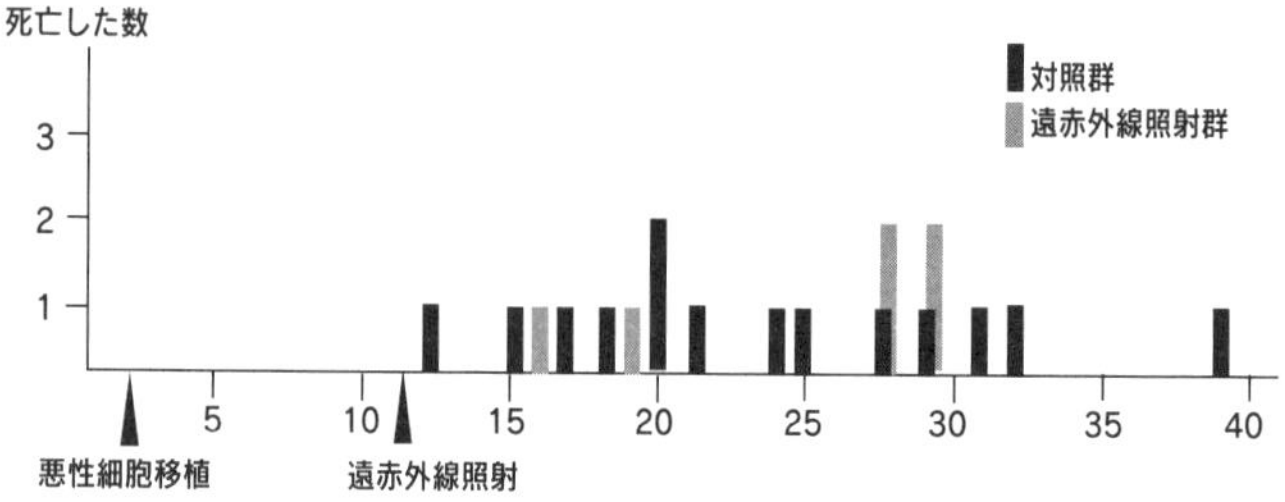

遠赤外線の効果

【考察】

今回の実験では、最も確実に短期間で腫瘍が発症する、マウス由来の繊維肉腫の細胞を用いました。それを証明するため、免疫細胞を有するマウスに腫瘍細胞を移植し、そのまま経過を観察すると、結果的には一度発症した腫瘍でも消滅してしまうので、遠赤外線の影響を調べるには確実に移植が成功しなければなりません。

実験結果から免疫細胞完全欠如型マウスでは一〇〇%発症することがわかったので、免疫細胞の影響を受けない免疫細胞完全欠如型マウスを実験材料に選びました。

免疫細胞完全欠如型マウスに腫瘍細胞を移植すると、移植後四日目ごろから腫瘍は増大し、十日目には腫瘍の表面が壊死《えし》化してきます。

今回は遠赤外線照射開始時期の設定を対象群の死亡日数が集中する二十日目の中間の十日目に設定を試みましたが、実験室の関係で十一日目からの照射となりました。今回の実験の結果は統計処理できるほどの例数には満たないのですが、遠赤外線照射による死亡日数の延長効果を認めることができました。一般に、抗ガン作用を調査する方法としては以上のような死亡数の推移によって判定する方法が用いられます。

この結果からだけでは遠赤外線が腫瘍細胞そのものに作用して腫瘍細胞を殺したのか、腫瘍細胞の増殖の速度を抑えたのか、腫瘍細胞の増殖による体内のガン毒素の発生を抑えたのか、それによる代謝障害や悪液質の傾向を遅らせたのかは判断できません。それを明らかにするには、血液の変動も同時に調査する必要があります。遠赤外線照射開始時期をさらに早めることによって、どのような結果が出るかというのは今後の課題でしょう。

自律神経活動に対する効果

人間の生命活動の中枢である脳の視床下部は、自律神経（交感神経[9]・副交感神経[10]）やホルモン、免疫系の働きを左右しているといわれています。

---

[9]交感神経……興奮したときに活発に働いて血管を収縮させて血圧を上昇させる。
[10]副交感神経……鎮静時に働いて血管を拡張させ、血圧の上昇を妨げる。

ここに、遠赤外線温浴機器「さがの」を用いて、遠赤外線が自律神経系にどのように影響するかを調べた結果があります。対象は二十一歳から二十三歳までの健康な女性で、三八℃で三十分間、遠赤外線温浴機器「さがの」に入浴する前後の結果を、収縮期血圧（最高血圧）と拡張期血圧（最低血圧）、交感神経と副交感神経活動の状態、心拍数（脈拍数）、**換気障害**[11]の状態などについて調査しました。

この調査からは、遠赤外線温浴機器「さがの」に入ることによって心拍数が減少し、交感神経活動が低下したかわりに副交感神経活動が上昇していることがわかります。血圧は最高血圧がやや下がり、最低血圧の変動はほとんどありませんでした。自律神経活動全般を見ても、その活動が昂進したことを表しています。

これらの結果から、遠赤外線温浴機器「さがの」に入ることによって心の安静、気持ちの落ち着きなどが体内で起きることが証明されたことになります。（なお、本実験は神戸大学医学部保健学科助教授塩谷英之先生のおこなった実験で、許可を得て、実験結果を掲載させていただきました。）

[11] **換気障害**…………呼吸ガスが肺に出入りする動作に障害を与えること。

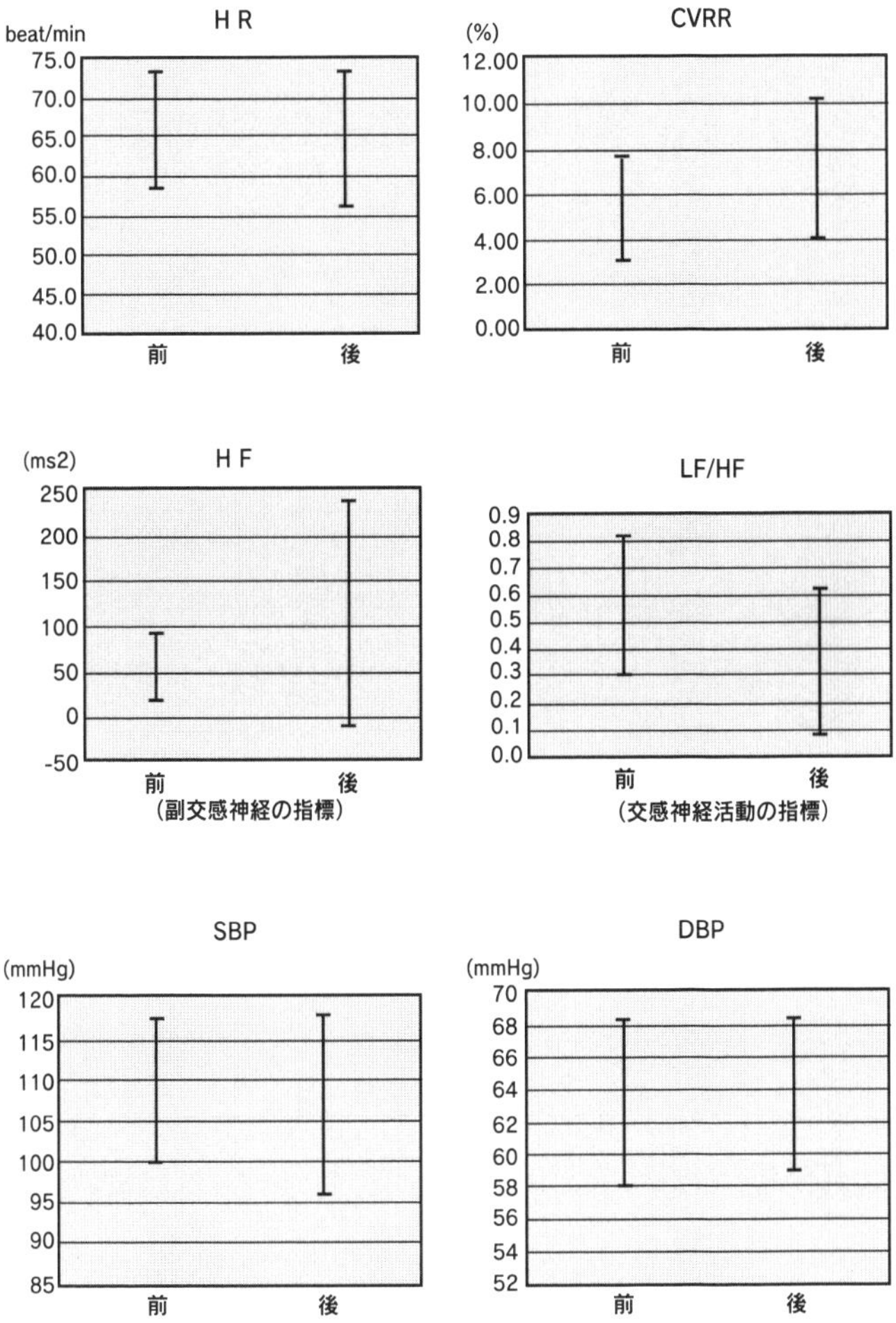

遠赤外線の自律神経活動に対する効果

SBP:収縮期血圧

DBP:拡張期血圧

H F:副交感神経活動の指標

LF/HF:交感神経活動の指標

HR:心拍数

CVRR:自律神経活動の指標

さがの入浴前

	年 齢	SBP	DBP	H F	LF/HF	H R	CVRR
イシクリユカ	23	117	68	75.1	0.17	73	8.05
クボゾノショウコ	22	108	61	16.5	0.74	76	5.65
サトウサオリ	22	109	73	54.1	0.27	62	6.46
フジワラノゾミ	21	114	65	22.5	0.33	75	4.16
エザキヨウコ	22	102	66	96.9	0.65	68	8.03
サンジョウミカ	22	99	59	62.3	0.39	57	5.5
ササキムツミ	22	113	62	15.5	0.97	72	3.87
アカマツヨシエ	22	102	61	28.4	0.75	63	4.25
タカストモエ	22	104	56	136.2	0.39	63	8.51
イノウエユリコ	22	108	67	17.2	0.59	71	4.09
タツヤマカヨ	23	97	57	57.8	0.9	53	6.15
平均値	22.1	106.6	106.6	53.0	0.6	66.6	5.88
標準偏差	0.5	6.4	6.4	38.8	0.3	7.6	1.72

さがの入浴後

	年 齢	SBP	DBP	H F	LF/HF	H R	CVRR
イシクリユカ	23	119	69	146.1	0.14	71	8.66
クボゾノショウコ	22	100	57	22.5	0.64	75	5.38
サトウサオリ	22	105	67	211.9	0.4	63	10.32
フジワラノゾミ	21	111	66	15.9	0.19	80	4.16
エザキヨウコ	22	105	67	301.6	0.1	60	12.08
サンジョウミカ	22	97	61	63.4	0.16	57	7.01
ササキムツミ	22	110	61	7.9	1.02	73	3.52
アカマツヨシエ	22	92	57	29.0	0.37	64	4.49
タカストモエ	22	114	66	346.1	0.19	60	11.4
イノウエユリコ	22	109	69	31.3	0.28	67	5.78
タツヤマカヨ	23	90	60	68.2	0.42	51	5.69
平均値	22.1	104.7	63.6	113.1	0.4	65.5	7.14
標準偏差	0.5	9.1	4.5	121.5	0.3	8.6	3.02

遠赤外線の自律神経活動に対する効果

紫外線βに対する効果

近年、地球を取り巻くオゾン層の破壊が進み、それにともなう紫外線の生態への影響が懸念されています。この紫外線による影響が爬虫類や両生類の種族絶滅に関与していることは、すでにさまざまな実験によって裏づけられていますが、**育成光線**[12]である遠赤外線が、紫外線βをどのくらい中和できるのか、サンショウウオの卵を用いて孵化実験をおこなってみました。

【実験】

平成十一年四月十九日、新潟県にてサンショウウオの卵を用い、屋内、屋外、遠赤外線、紫外線β、遠赤外線プラス紫外線βのそれぞれの環境下で、各六十個の卵を採取した池の水とともに容器に入れ、孵化状況を観察しました。

実験装置として約一立方メートルのボックスをつくり、その両側面から遠赤外線のみ、紫外線βのみ、遠赤外線プラス紫外線βの双方がそれぞれ放射されるようにしました。

育成光線[12]……太陽光線は色々な作用を地球上にもたらすが、その中で、遠赤外線は人間を含め多くの生物の生命維持に深く関わっている。そのため、別名育成光線とも呼ばれている。

もう一方の側面は温度の上昇を防ぐために吹き抜けとしました。
観察期間は平成十一年四月十九日から平成十一年五月六日の十八日間です。

【結果】

屋外では孵化したのが六十個のうち三十五匹
屋内では孵化したのが六十個のうち二十五匹
遠赤外線では孵化したのが六十個のうち二十二匹
紫外線βでは孵化したのが六十個のうち〇匹
遠赤外線プラス紫外線βでは孵化したのが六十個のうち〇匹
なお、これと同じ実験を四月二十二日から五月六日まで、京都でおこないました。その実験の詳細な記述は次頁の表に示したとおりです。

【考察】

近年、紫外線の影響が次第に強くなりつつあるといわれています。
屋外で孵化した卵が六十個中三十五個と意外に少なかったのは、紫外線の影響なのか、人為的（卵を数えるために手を加えた）なものなのかは不明です。実験用のボックスは屋内に置かれており、しかも遠赤外線や紫外線を発生させるために、温度の上昇は免れません。

今回、屋外と屋内とで十匹の差が出たのは、温度や太陽光などの自然環境の影響もあるでしょう。

一方、屋内での孵化率が遠赤外線の環境下とあまり変わりがなかった点は興味があります。それにも増して紫外線βの環境下では、改めてその恐ろしさが証明されました。

しかし、遠赤外線プラス紫外線βの環境下では、期待に反し厳しい結果となりました。これは、紫外線βが思いのほか強かったためかもしれません。

また、温度の影響も否定できません。機会があれば、更に細かく調べてみたいと思います。

なお、本実験に協力していただいた大久保伊作氏に深甚の敬意を表する次第です。

	遠赤外線＋紫外線	紫外線	自然放置屋内	自然放置屋外	遠赤外線
4月22日12時	／	／	／	／	／
4月27日17時	／	卵中で大きくなる	／	／	／
4月28日12時	／	2匹頭出す	卵中で大きくなる	卵中で大きくなる	卵中で大きくなっているが目立たない
4月28日17時	卵中で大きくなる	／	／	／	／
4月29日12時	／	／	／	／	目立ってきた
4月30日10時	／	頭出していたがわからない	／	／	3、4匹出て動き回っている
4月30日17時	／	動かない	1匹卵中で動いている	／	／
5月1日8時	動かない	動かない	2、3匹卵中で動いている	／	元気
5月2日8時	／	／	／	／	／
5月2日12時	／	死んでいる	4、5匹生まれ一番元気	／	元気がない
5月3日8時	死んでいる	死んでいる	たくさん生まれ元気	／	5、6匹生まれ元気
5月4日8時	／	／	／	／	／
5月4日12時	／	／	／	小さいが数匹生まれる	元気なものもそうでないものもいる
5月5日8時	／	／	／	／	／
5月5日12時	／	／	たくさん生まれ元気	中には元気でないものもいる	／
5月6日8時	／	／	／	／	3、4匹死んでいる
5月6日12時	／	／	／	／	／

サンショウウオの卵の孵化実験

第五章　遠赤外線で健康になろう！

〜体験談と解説〜

【アトピー・喘息】

発汗浴でアトピーと喘息がすっかり消えた

神奈川県　金子弘さん（男性・十七歳）

（知人の角田恵美子さんの話）

彼は中学三年生のころ、アトピーの症状が体中に出ており、とても苦しんでいました。そこで「冬休みになったら遠赤外線温浴機器に一週間入ってごらん。きっと効果があるよ」という話をしたところ、彼は待ちきれずにその日から入ってしまったのです。

まず、頭から膿《うみ》が出てきました。次に体中から膿が出てきて、Tシャツにも髪の毛にもひっついてしまうし、身体からものすごい臭気も出てきました。「これでは学校に行けない」ということで、一週間徹底的に遠赤外線温浴機器に入ることを決意したそうです。

彼はこの期間中、発汗浴をおこなって汗をたっぷりとかき、体内の毒素を出しきってしまいました。私は「いきなりそんなふうにやってはいけない」といったのですが、そうやって汗をかくと気持ちがいいのだそうです。中学三年生というのはちょうど成長期でもありますし、若くて体力もあったから彼の場合は効果があったのでしょう。でも、入っていて疲れるようならばこういう方法はいけません。

彼の場合、発汗浴のあと、温浴をしていました。

その結果、初めのうちは相当つらかったらしいのですが、そのうちに出てきた膿がかさぶたに変わってきました。ひどかった喘息も、遠赤外線温浴機器に入っているうちに治ってしまいました。

そんな彼も、初めは遠赤外線温浴機器を恨んだそうです。これに入ったら全身から膿が吹き出てきて、とても苦しい思いをしたからです。でもその状態が過ぎてすっかり完治したら、今度はこの遠赤外線温浴機器を拝みたくなったというのです。

彼は今度高校へ進学するのですが、顔も手もすっかりきれいになっていて、こんなに早く治るものなのかと周りの人たちはみな驚きました。普通は学校や会社があるから集中して入り続けることはなかなかできませんが、彼の場合は学校を休んで一週間徹底的に遠赤外線温浴機器に入ったのです。そのときたくさん汗をかいて、毒素をすっかり出しきってしまったから、あんなに早くきれいになれたというわけです。

ですから、毒素を出しきってしまえばアトピーの治りは早いのです。

【アトピー】

アトピー肌が一皮むけて脱皮したようなつるっとした肌に

広島県　大坂奈美さん（女性・三十二歳）

（夫の大坂義明さんの話）

妻は小さいころからアトピーを持っており、ステロイド[13]系の薬をずっと身体に塗っていたのですが、出産と同時にそのアトピーがまたぶり返してきました。

おそらくホルモンバランスが崩れたためだと思うのですが、頭のてっぺんから足の先のほうまで全身にアトピーが出てきたのです。

仕事から帰ると私がステロイドを全身に塗ってやっていたのですが、なにしろ毎日のことなので大変でした。

そんなときに遠赤外線温浴機器に出会い、半信半疑で使い始めました。

二か月ほどするとだんだん症状がよくなってきて、「じゃあ続けてみよう」と使い続けてみたところ、本当に一皮むけて脱皮したようなつるっとした肌になりました。

そのように集中的に遠赤外線温浴機器に入り続けていた期間は大体二か月間くらいだったでしょうか。

入り続けるうちにだんだん皮膚が柔らかくなり、完全にきれいな状態になるまでには三～四か月ほどかかりました。

当時は一日四回くらい入り、毎日発汗浴をしていました。

アトピーで困っていらっしゃる方にはぜひ発汗浴をしていただきたいと思います。妻も、この遠赤外線温浴機器でかく汗はかゆくないといっていました。

現在も毎日三回くらい入っており、発汗浴は一週間に二回程度しています。

ステロイド[13]……………分子中にステロイド核と称する共通構造を持つ一連の有機化合物の総称。体内で生合成され、ステリン・胆汁酸・性ホルモン・副腎皮質ホルモンなど、生理的に重要な物質が多い。人工合成品はステロイド剤として医薬などに用いる。

【アトピー】

生後三か月からのアトピーがすっかり完治、卵も食べられるように

愛媛県　鈴木紗弥香ちゃん（女性・四歳）

（祖母の鈴木尚美さんの話）

父親がアトピーだったので、必ずこの子もアトピーの性質を持っていると思い、生後すぐのころから遠赤外線温浴機器の前扉を開き、その前に寝かせていました。

孫の母親は娘の時分から遠赤外線温浴機器に入っており、結婚する際も「タンスはいらないからこれを持っていきたい」といって遠赤外線温浴機器を嫁ぎ先にも持っていっていました。

そしてやはり、生後三か月目ごろからプツプツとアトピーの症状が出始めてきました。

赤ちゃんでもしっかりと顔をかくので、ズルズルに赤く皮がむけるようになり、治療の方法をめぐって娘とも親子ゲンカをしたり、私の夫とも口論する日々が続きました。

娘が私に隠れて孫を病院へ連れていくと、二日もすればズルズルの顔もきれいになるのですが、薬をやめるとまたもとのように、いやそれ以上に悪くなってしまうのです。

そこで、私は娘を松山市で開かれている『遠赤外線温浴機器（さがの）愛用者の会』に連れていき、一緒にいろいろな説明を聞くことにしました。そこでは同じような悩みを持つほかの体験者の方々とも会うことができ、ようやく娘も薬に頼らず遠赤外線で治療していくことに納得したようでした。

それからは、〝遠赤外線漬け〟といってもいいくらいに家中でがんばって入れ続けました。そのおかげで、寝返りをするようになったころにはアトピーの影もなく、一日一日と急速によくなり、いまでは嘘のようなツルツル肌です。

また、いままでは卵の殻に少し触れただけでも皮膚が赤く腫れていましたが、いまは四分の一ほどならば食べても大丈夫になりました。

二歳ごろからは自分で遠赤外線温浴機器のスイッチを入れ、ちょこんと座ってテレビを見たりするようにもなりました。

そういうわけで、孫は遠赤外線温浴機器の大変な愛用者です。

【アトピー】

十八年間苦しみ続けたアトピーが消えた

石川県　尾崎由美さん（女性・二十二歳）

（一緒に治療をした岡本さち子さんの話）

彼女はアトピーで十八年間ずっとステロイドを使い続けており、環境が変わったりストレスが溜まったりすると症状がひどくなり、精神的に少し落ち着くとまたよくなる、ということをくり返していました。

そんな彼女でしたが、あるとき本屋さんで『ステロイドは怖い』という記事を読み、ステロイドを使わずにアトピーを治そうと決心されたのです。

ところが、ステロイドを使わなくなった途端に全身が真っ赤になったり、身体中から汁が出たり、かさかさになったりという症状が出始め、そういった状態で私のところへおいでになりました。

そこで遠赤外線温浴機器を紹介し、これを使った治療を始めることになりました。

まず一週間に二回発汗浴をおこない、多い日は一日に五～六回、少ない日でも三～四回、これを四か月間続けたところ、八月の終わりには真っ白できれいな肌になりました。

治療の途中で彼女が私にこういったことがありました。

『かゆくてもかかないで我慢するように！』などという人がいたら、私はその人が殺したいくらい憎い。それほどこのかゆみというものは我慢できない苦しみなんです。水着は着たことがないし、恥ずかしくて海へも行けない。とにかく人前で半袖を着たり薄着をしたことがない」

この言葉を聞いて私は、彼女はこれまでの十八年間にどれほど大変な毎日を過ごし、どれほどつらい思いをしてきたことかと思いました。

また彼女から「私は遠赤外線温浴機器でよくなったけれども、なかなかみなさんに『あれはいいよ』と簡単にすすめることはできない。それほどあの四か月間の闘いは大変だった」という話も聞いています。

しかし彼女をはじめ、遠赤外線温浴機器を使ってアトピーが完全によくなった実例を私はたくさん見てきました。

みなさんも、どうぞあきらめずに完治の日を目指してがんばっていただきたいと思います。

【アトピー・便秘】

食事療法と遠赤外線温浴機器でアトピーがよくなった

福井県　佐々木宏美さん（女性・当時二十一歳）

（一緒に治療をした木村洋子さんの話）

私のところに、美容師をしている二十一歳のお嬢さんがアトピー治療のために通っておられます。

彼女は生まれたときからアトピーで、ステロイドも飲み、薬を使ったりもしてきましたがあまり効果がありませんでした。

仕事がとても忙しくなってくると、睡眠不足とストレスでじんましんのようなものが全身にできてしまい、病院へいって点滴を打ったところ二～三日のうちに顔が赤くなり、パンパンに腫れて身体が真っ赤になってしまい、本当にひどい状態でした。

中学、高校のころはそれほどひどくもなかったそうですが、美容師になってからとてもひどくなられたそうです。

そんな折、お店のオーナーがたまたま遠赤外線温浴機器を使用されていて、そのときに彼女も試しに何回か入ってみたそうです。

すると一挙にアトピーの症状が出てきてしまい、それがあまりにもひどいので一か月間お仕事を休み、私のところに治療にくることになりました。

彼女はそのころ、一日十回以上遠赤外線温浴機器に入っておりました。

毎日通ってこられ、お店がお休みのときは貸し出しもして、本当に一生懸命入り続けました。

最初は目も真っ赤で、目やにが止まりませんでした。

遠赤外線温浴機器に入ると体内の毒素が排出されるのですが、彼女は便秘症だったのでその毒素がなかなか外に出ず、身体中パンパンに腫れてしまって、もう手も曲がらないほどでした。

それでも彼女は一日中入り続け、一番ピークのときには寝ることも座ることもできないので足を遠赤外線温浴機器の中に入れてがんばっておりました。

同時に食事の指導もおこない、主食を玄米食に変えたりと工夫しました。すると、身体によいきちんとした食事を食べること、遠赤外線温浴機器に入り続けることを通して、十日目くらいから便秘も解消されてきたのです。

あのパンパンに腫れ上がっていた手も、便秘が解消すると少しずつよくなってきました。

ピアスをしていた耳も三倍くらいに膨れ上がって、そこから膿が出てきました。

そんな具合で本当に痛々しかったのですが、いまはあんなに腫れていた目もすっかりきれいな二重瞼になりました。

黒かった手や顔も日が経つごとに白くなっていって、本当に毒素が出ていったんだなあ、というのを実感しました。やはり入る回数が重要なのだと思います。

彼女は発汗浴で汗をかいていたのですが、一番最初は本当に真っ白な汗が出ていました。それが発汗浴を続けるにつれ、少しずつ少しずつ透明な汗に変わっていったのです。

彼女が遠赤外線温浴機器で治療を始めてからまだ一か月ほどですが、回復していく過程が目に見えてわかるので、きちんと写真を撮って記録として残していきたいと思っています。

【アトピー・冷え症・低体温】

三四・六℃しかなかった体温が三六℃まで上がった

石川県　中森真美《ますみ》さん（女性・二十四歳）

私は、昨年の六月ごろから遠赤外線温浴機器を使ったアトピー治療をしています。

「アトピーの薬をやめたらすごい顔になるよ」といわれていたのですが、それを覚悟でお薬をやめました。

当時はアトピー以前にひどい冷え症で、平常時の体温が三四・六℃しかありませんでした。

それまで特に自分の身体が悪いと思ったことはなく、ただ単純にアトピーを治せばいいと思っていたのですが、根本的な部分の身体の冷えを治さなければ意味がないということに気づきました。

最近は、調子がいいときには平常時の体温が三六℃くらいまで上がるようになりました。やっと冷えが少しずつ改善してきたようです。

また、アトピーのほうは副作用が出てきて、今月初めのころには目の周りも頬も顔も首も、真っ赤にパンパンに腫れてしまい、「どうしよう、こんな顔で！」と思うほどひどかったのですが、五月の半ばごろになると皮がむしれてきて、顔から垢のような白いものがぼろぼろ落ちてくるようになり、いまは回復に向かっております。

また、以前は低体温のせいで二〜三か月に一回くらいしか生理がこないという状況でした。しかし、遠赤外線温浴機器を購入し、自宅でも長時間入れるようになってから、毎月きちんと生理がくるようになりました。

《アトピー性皮膚炎について　〜解説〜》

「アトピー性皮膚炎」は、遺伝的素因もありますが、母親の胎内にいるときに母親が魚介類以外の動物性タンパク質や脂肪を摂りすぎたり、公害物質（食品添加物や有害重金属、化学薬品など）が多量に体内に入りこんでしまった場合に新生児に多くみられます。

もちろん、正常に生まれてもこのような原因のほかに母乳に含まれるダイオキシンなども問題になりますが、それらがもととなり、そこへハウスダスト・ダニ・動物の毛・新建材のホ[14]

ルムアルデヒド・排気ガスなどが誘因となる場合があります。

同じものを食べていても、アトピーや喘息になりやすい人とそうでない人がいることも事実です。

一方、人間の細胞が十分に働くためには十分なビタミン・ミネラルが必要です。したがって白米だけの食事をしていたり、悪い水を飲んだり、野菜が不足していたりするとこれらの有害物質を十分に排出することができません。また、細胞の熱を十分に産生することもできません。

さて、遠赤外線温浴機器で発汗することにより、アトピーや喘息が改善した例は多く報告されています。しかも完治している例がほとんどです。

その理由は、ひとつは遠赤外線温浴機器に入ると血流が非常によくなるということです。細胞に酸素や栄養が供給されると細胞の代謝が促進し、細胞が活性化すると溜まっていた有害物質が代謝されるのです。

もうひとつは、我々人間（細胞）が発する熱線の多くが遠赤外線の波長と一致しているので、

ホルムアルデヒド[14]…フェノール樹脂・尿素樹脂のような合成樹脂の原料に用いる。発ガン性が指摘されている。

遠赤外線によって直接細胞の熱発生源（ミトコンドリア）を刺激することができるからかもしれません。

　ところでアトピー性皮膚炎と喘息は兄弟のようなもので、アトピーが治ったら喘息が出て、喘息がよくなったら今度はアトピーが出てくる、というケースが多いことはよく知られています。いずれも細胞を汚すものが細胞に溜まってしまった状態なのですから、これを排出しなければ治らないわけです。

　細胞が汚れたり不活性になると、細胞が便秘して身体の熱を十分に産生できなくなり、そうなると体温が低くなるので体内のすべての循環が悪くなり、細胞や免疫力も低下してくるのです。リンパの循環が悪化すると、身体にむくみも出てきます。

　現代医療にはまだこの「排出する」という概念がなく、ステロイドで症状を抑えるか、またはかゆみを取るなどといった療法がベストだと考えられているようです。

　ステロイドを長期間使用すると、ムーンフェイス（月のように膨らんだ顔）になったり、自分の副腎の機能が次第に弱まってきて免疫力が低下し、いざなにか緊急な出来事が発生したときにも、身体がこれに対応できなくなったりします。

　そのためか、ステロイドを使用している方が遠赤外線温浴機器で発汗を始めると、普通以上に一時的な悪化症状が強烈に出る場合があります。（これを好転現象といいます。）

しかし、これは体内の毒素が排出されているために起こる現象ですので、むしろそのような症状が出たら「効いてきた」と思ってよいのです。

そしてこの山を越えるまではどうか我慢して待っていてください。

遠赤外線が悪いのではありません。なぜなら遠赤外線で一時的に悪くなるのは、体内に毒素の多いアトピーのようなケースだけで、ほかの病気では健康な人も含めて、一時的な害もないからです。また、塩素の入っていないよい水を飲むことも大切なのです。

どうか安心して発汗浴を続け、がんばって山を越えてください。山を越えれば、美しい健康な肌があなたを待っています。

【肝臓・腰痛・扁桃腺・口内炎・鼻炎・水虫・痔】

身体の芯から温めることで長年の悩みがすべて解消

三重県　福田忠司《ちゅうじ》さん（男性・六十五歳）

私は二十代のころから痔や水虫があり、ひどい腰痛、鼻炎もありました。また扁桃腺が肥大していて、いつも大きなイビキをかいていました。イビキをかいた晩は、朝になると喉がからからに乾いて痛んでいるからわかります。当時は喉がからからするたびに市販の薬でしゅっしゅっと喉を湿らせておりました。口内炎も絶えずできていました。また舌のところや頬の内側にいぼができやすく、塩辛いものを食べるとものすごくしみたものです。

私が五十五歳のときに母が大腸ガンになり、手術の際に私の血を母に輸血をしてもらおうとしたら、「肝臓の数値があまりよくないのであなたの血は使えません」といわれ、使ってもらえませんでした。

その後、平成六年に遠赤外線温浴機器と出会い、もう五年近く入り続けています。

「身体の芯から温めて体内の悪いものを出さなければ」と思い、とにかく遠赤外線温浴機器に入る時間をものすごく増やした結果、鼻炎、扁桃腺、口内炎、腰痛、すべてよくなってしまいました。

まず、口内炎がなくなりました。

それから扁桃腺の腫れが引き、夜寝ていても苦にならなくなりました。そのおかげでイビキもかかなくなりました。以前は朝に喉がからからっとすると、用心しないとすぐに夜熱が出てくるほどだったのですが、いまはそういうことがまったくなくなりました。

いつも春ごろに出ていた鼻炎もなくなりました。

おまけにウエストも六㎝近く細くなりました。一時は七〇㎏近くあった体重も、いまは六五㎏そこそこを維持しています。風邪もひかなくなりましたし、薬も一切使っておりません。

また、以前は水虫がひどく、中趾《し》を巻き込んで刺さり込んでいた左足の爪は二度もはがしたほどでした。ところが、遠赤外線温浴機器に入るようになってから二年ほどで、きれいに爪が入れ替わりました。

痔も完治までに大体二年くらいかかったと思います。以前はちょっと車で遠出して二〇〇～三〇〇㎞も走ると必ず痔が出て、椅子に座っていられないほどだったのですが、これも完全になくなりました。

いまでも絶対に身体を冷やさないよう､足のほうからとにかく温めるように心がけています。靴下を二枚履いたり、夏でも冬のズボン下を履いたりして用心しています。

また、これまでは献血などまったくしたことがなかったのですが、遠赤外線温浴機器に入り始めてから初めて家内と一緒に献血をしに行ったところ、「上等な血だから四〇〇 ccください」といわれました。

遠赤外線温浴機器に入り始めてからというもの、病気や健康に対しての不安というものが一切なくなりました。いまでは年金掛け金以外は、医療費なども一切かかっておりません。

《著者より》

私が遠赤外線を研究するようになって感じたことは、多くの方が「自分は冷え症なんかではない」と思い込み、自分の身体が冷えていることに「気づかないでいる」ということでした。そういう私自身も、かつてそうでした。

生きた血液を拡大顕微鏡でのぞいてみると、流れているはずの赤血球がまるでドミノを倒したように連なって、まったく動いていない人をよく見かけます。

こういう人は、赤血球で運ばれる酸素や酵素、栄養が細胞まできちんと届かないため、必ずといってよいほど病気がちです。

このような方に水を一杯飲んでもらい、比較的低温の状態の遠赤外線温浴機器に二十分間入ってもらった後、再び血液を見てみると、前とは対照的にまるで急流に群をなして泳いでいく小魚の大群のように血液の流れがよくなっていて、その一変した状態に驚かされます（第四章「冷え症の人の血流変化」の項を参照）。

血流が改善すれば、前述したように細胞が活性化し、体温も上昇し、免疫力（自然治癒力）が強化してきます。

そうなれば細菌感染（鼻炎・扁桃腺炎）やウイルス性感染（口内炎・風邪）などにかかりにくくなるし、糸状菌（水虫など）も繁殖しづらくなります。

また水虫に限っていえば、これは一種のカビなので、湿ったところで代謝の悪くなったタンパク質に適当な温度があれば繁殖します。ですからそこの部分の血流をよくし、代謝を促進させ、古いタンパク質を排除してやれば効果はさらにアップできるのです。

遠赤外線足温器にたびたび足を入れておくだけで足や下肢の浮腫《はれ》が引いたとか、水虫が治ったとか、風邪をひかなくなったとか、痔や趾の爪（陥入爪《かんにゅうそう》＝巻爪《まき》）まで治ったという事実は多く見られます。

第四章で詳しく述べましたが、遠赤外線温浴機器の使用者三百五十二名の無記名アンケートによって得られた調査の結果、一番良好であったという返答が多かったのがリウマチ性疾患でした。

長いあいだの指の拘縮や痛みが遠赤外線温浴機器で改善されたという話はよく耳にします。

これが病院での治療となると、ステロイドを使用するか、痛みに対する対処療法・リハビリをするか、どちらかの方法しかないので、それらに比べて遠赤外線がいかに優れているかを考えると大変驚かされます。

リウマチセンターでも早く遠赤外線温浴機器を使用してもらいたいものです。

【顔色がどす黒い・肝臓】

冷えの解消で肝臓の数値がよくなり、健康的な顔色に

愛知県　浅野さん（女性・五十代）

（知人の宮崎千代子さんの話）

最近彼女の顔色が悪く、黒ずんだ顔になっていたので心配になり、遠赤外線のことを紹介しようと思ってお宅におうかがいすることにしました。

彼女は以前お会いしたときよりももっとひどくなっていて、歩き方もよたよたしており、家から待ち合わせをした通りまで三〇ｍ足らずしかないのに、やっと歩いてきたという感じでした。

彼女の腕を支えながらお宅にうかがい、遠赤外線温浴機器のお話をして試しに入ってもらったところ、「これ気持ちがいいねえ、どういうものなの？」といわれて、いろいろと遠赤外線の効果について説明させていただきました。

彼女も「最近どんどん身体の具合が悪くなっていてリウマチになりそうなのよ。だから私、

数日前からもしかしたら身体を温めればいいのかもしれないと思っていたのよ」といっていました。

彼女はそれ以来ずっと遠赤外線温浴機器を愛用してくれて、その後もこまめに電話をしていたのですが、十日ほど経ったころ、突然電話がつながらなくなってしまいました。

おかしいなあと思っていたところ彼女から連絡があり、「宮崎さんごめんなさいね。私、入院してたのよ」というのです。「なんで入院したの、遠赤外線温浴機器にとにかく一生懸命入っていればよかったのに」といったら、どんどん身体が不自由になっていくし、顔色も真っ黒だし、それを見ていた家族や親戚に「検査だけでもいいから病院で診てもらいなさい」といわれ、家族の手前もあるし検査のために入院したとのことでした。

病院では遠赤外線温浴機器に入れなくて残念だというので、早速電気で遠赤外線を出すことのできる三〇×四〇㎝ほどの板を持って病院へお見舞いに行き、「せめてこれだけでも使ってみてね」といって渡してきました。入院しているあいだ、彼女は素直にずっとそれを使っていてくれました。

結局病院に半月ほど入院し、真っ黒だった顔も少しずつむけてきました。お見舞いに行くたびに「なんか顔色がよくなったんじゃない？」といっていたように思います。

回診にくる先生にも「体温を測るとき、手に触るとみんな大体冷たいのに、あなたの手はいつも温かいから不思議ですね」といわれたそうです。

また、最初入院したときは肝臓の数値がとても悪かったそうですが、一か月後に検査をしたときは三～四つくらいあるさまざまな数値が全部よくなっていたそうです。

「看護婦さんが『薬が効いたみたいね、すごくいい調子ね』といってくれたんだけれども、私、本当は薬飲んでないのよ。あなたが持ってきてくれた遠赤外線の出る板に当たっていただけなのよ」といっておりました。

その後、無事退院され、遠赤外線温浴機器にもどんどん入るようになり、いまでは本当に普通の人の顔色と同じような色になってきました。

最近はまたもとのようにきれいになられ、「遠赤外線温浴機器に会えて本当によかった。多分亡くなった主人が導いてくれたんだと思う」としみじみおっしゃっていました。

【胆嚢ポリープ・胆石・胆嚢炎・視力回復】

手術をせずに胆嚢《たんのう》のポリープが消えた

石川県　川嶋登貴子さん（女性・五十四歳）

六月五日の朝、起きたとたんに背中に激痛が走り、トイレにも行けないような状態になりました。

私は以前胃ガンになったことがあり、ちょうど二年前の七月三日に手術をしたのでそのせいかとも思いましたが、急いでタクシーで病院に行き、背中やお腹のレントゲンを撮りました。

とりあえず腰の骨は大丈夫だということでお腹を診てもらったところ、「胆嚢に石があり、その上に比較的大きなポリープがあるのでそれを取らないと駄目です」といわれました。手術なんてどうしようと思いましたが、そのままにしておいて胆嚢ガンになったら大変だし、七月五日に手術をすることに決めていったん家に帰りました。

ガンの中で胆嚢ガンが一番たちが悪いと聞いていたので、手術までの三週間のあいだは家に帰ってきても涙、涙、もうなにもかもきれいにして身辺整理をしよう、そんなことばかり考えていました。

結局三週間ほど家にいたもののなにも手につかない状態で、娘には「お母さん、いい病院があるからそこへ行って診てもらったら?」とすすめられていたのですが、「何度検査しても結果は変わらないのだし、行く気はないわ」といって行きませんでした。

そうして手術の日までもうあと二～三日というときになって、ふっと友人に電話をしたところ、「今日ホテルでいいお話があるから一緒にいかん?」と誘われて、遠赤外線のことなどまったく知らずにその友人と一緒に話を聞きに行ったのです。

そこで試しに遠赤外線温浴機器に入ってみたところ、なんだか温かくて気持ちがよく、気がついたら何時間も入っていました。なんとなくその後いつもと違って身体が軽くなったような気がしました。

そのことを主人と娘に話したら、娘には「そんなのでよくなるわけないじゃない」といわれ、それでも私がくどくどと説明していたら、主人にも「そんなもので治ったら医者はいらん!」といって怒鳴られました。

初めはそんな感じだったのですが、私はもう必死で遠赤外線温浴機器に入り続けました。そして一週間手術を遅らせることを決意したのです。娘に「手術を遅らせるならばもう一度きちんと医者に行って診てもらうように」といわれたので、早速病院に行って調べたのですが、なんと「ポリープなどありません」といわれました。これには大変驚きました。

そして、「次はCTを撮ります。翌日に結果がわかりますから」ということでまた病院に行ったところ、「危険なポリープはありませんから手術する必要はありません」といわれました。二つあった石も、一・八㎜くらいのものがひとつ残っていましたが、もうひとつは砂のようになっているといわれました。

血液検査の結果も、以前はコレステロール値が二三〇近くあり、少し高いといわれていたのですが、いまは二一七と正常値へ戻りました。

現在は石を溶かす薬だけ飲んでいますが、食欲も出てきて、手術をして病院で入院しなければならないと思っていただけに、これからまた好きなことができると思うととても嬉しいです。

遠赤外線温浴機器も家族を説得して買いました。

いまは一日に大体三〜四回は必ず入っていますが、入ると眠くなります。初めは本を読んでいても五〜六ページも読むと眠ってしまっていたのですが、いまではもう何十ページも読めるようになったし、目も少しずつ楽になってきました。

好転反応はほとんどなく、遠赤外線温浴機器に入ると全身が楽になります。

《著者より》

「身体が冷えて循環障害になると身体の中が膨れる」という事実を、私は遠赤外線を研究するようになって知りました。現代医学では否定するかもしれませんが、ポリープや筋腫などはいまだその原因は不明ということになっています。

現在のところ、形として現れた異常なものは手術で摘出してしまうというのが現代医学的発想です。

胆嚢ポリープも同じですが、遠赤外線を使用して消えたというのも身体の循環がよくなった結果です。後述する文章の中にもこのような例が続々出てきます。

【心臓肥大・高脂血症・遠視による頭痛】

先天性肥大だった心臓が徐々に回復

三重県　水谷房枝さん（女性・六十四歳）

主人がガンの疑いで入院して抗ガン剤を飲むようになり、私もずっと体調が悪かったので、昨年九月に遠赤外線温浴機器を購入し、以後ずっと使っております。

私は先天性の遠視で、老眼になってきたために年齢とともにどんどん度数がきつくなってていき、ずっときつい眼鏡をかけて細かい仕事をしていました。

ところが今年の二月に急に頭が痛くなってどうしようもなくなり、病院に行っていろいろ調べてもらったのですが、特に異常は見つからず、「緑内障かもしれないから一度眼圧を調べてもらってみたら」といわれて今度は眼科へ行きました。

検査の結果、眼圧にも特に異常はなく、結局、視力が少し回復していたのにきつい眼鏡をかけ続けていたのが原因だったようでした。そこで眼鏡を取り替えることになったのですが、ものすごくたくさん目やにが出ますし、テレビを見ていてもどろどろした涙が出てきて、気持ちが悪い涙だなあと思いながら毎朝お水できれいに洗っていました。

また、私は心臓が先天性肥大なので毎年十一月ごろにいつも心電図を撮ってもらっていました。高脂血症の症状もあり、そのお薬ももらっていたのですが、遠赤外線温浴機器に入るようになってからは飲んだり飲まなかったりといった感じでした。

それが、遠赤外線温浴機器に入り始めてから二か月ほど経った十一月に検査に行ったところ、高脂血症もよくなっていたのです。心電図の結果も、「水谷さん、心臓がすごく回復しましたね」といわれるほどで、自分ではなにがなんだかよくわからないけれども、とにかくいい結果が出ているんじゃないかな、というのが実感です。

《著者より》

高脂血症は食べものや運動不足によって起こるのですが、これも血流障害による「細胞の便秘」が原因しています。遠赤外線で血流が改善し、細胞の代謝が著しくなると、溜まっていた脂などのカスも一気に吹き飛んでしまいます。心臓については後に出てくる「拡張型心筋症」のところで詳しく述べたいと思います。

【狭心症】

薬をやめて五年半、病院いらずの身体に

愛媛県　鈴木八重子さん（女性・六十五歳）

私は子宮筋腫の手術をしてから体の調子を崩し、十種類近くの薬を十年ほど飲み続けておりました。初めのうちは遠赤外線なんて本当に効くのかしら、と疑ってかかっていたのですが、試しに入ってみたらとても気持ちがよくて、購入することに決めました。

その後、遠赤外線温浴機器を半年くらい使っていましたが、入っていれば気持ちがいいけれどもこれといった変化はありませんでした。しかし、一か月ほど経つと遠赤外線温浴機器に入らずにはいられなくなりました。

初めの半年ほどは、血圧も上がったり下がったり、心臓も悪くなって狭心症になったりというような状況でした。そのあいだは薬も一緒に飲みながら遠赤外線温浴機器に入りました。

それから徐々によくなっていって、もう薬をやめて五年半、病院にもまったく行っていません。そのかわり、暇さえあれば遠赤外線温浴機器に入っています。

私は美容師で、ブライダル関係の仕事をしているのですが、仕事が終わって荷物を下ろしたら即遠赤外線温浴機器のスイッチを入れ、ゆったり入って楽になってから家事をするようにしています。

《著者より》

狭心症の原因はストレスであるとよくいわれますが、それだけではありません。毎日の食事や冷え症も関係しています。

狭心症は心臓の筋肉へいっている血管が攣縮《れんしゅく》（たびたび収縮する）ために起こり、ニトログリセリンの舌下錠を常に持っていなければなりません。

遠赤外線の狭心症に対する作用は大きく分けると二つあると思います。

ひとつは、遠赤外線によって脳からα波が出るため、リラックスしてストレスが解消されること、もうひとつは、毛細血管が拡張するので、収縮した血管とは別に自然のバイパスができて代償するためと考えられます。

【特発性拡張型心筋症】

毎日の温浴で、週一回の山登りも楽しめるように

三重県　表建夫さん（男性・五十七歳）

平成九年の四月ごろから胸が締めつけられるような感じで苦しく、近くの医院に通院していました。しかし一向によくならないので五月に四日市市立病院で診察を受けたところ、即入院とのことで驚きました。

約三週間の入院で、エコー[15]、CT[16]、カテーテル[17]、MRI[18]などの検査をおこない、その結果、特発性拡張型心筋症との診断でした。

カテーテル検査のフィルムを見ながらの説明で、「この病気を完全に治すには心臓移植しか方法がないので、病気と一生つき合うつもりでいるように」といわれ、大変ショックを受けました。

それまでも持ってはいたものの、ほとんど使っていなかった遠赤外線温浴機器でしたが、このままではいけない、なんとかしなければ、との思いから朝の出勤前に立って三十分、座って

三十分のさがの浴、帰宅後に一～二時間のさがの浴を続けています。

最初は少し動いても疲れてしまって休憩したくなりましたが、五～六か月くらいしたころから徐々に体力もついてきて、週一回、山登りも健康な人よりも元気にできるようになりました。

いまでは遠赤外線温浴機器なしの生活は考えられません。

今後も遠赤外線温浴機器を使い続けることにより、健康的な生活を目指していきたいと思います。


エコー[15]……皮膚の上から無痛的に超音波を用いて、心臓・大血管の形態、動態を描出する診断法。

ＣＴ[16]……Ｘ線を用いて、患者の断層写真の細かなデータをコンピューターを用いてデジタル処理し、再び画像化する。詳細な変化も識別できる。

カテーテル[17]……肘または股動脈から細い管を心臓の冠動脈まで挿入し、そこから造影剤を注入して、冠動脈の状態を調べる方法。

ＭＲＩ[18]……磁気共鳴断層撮影法。ＣＴと同じように、細かなデータをコンピューターを用いて映像化するのだが、身体に悪いＸ線を用いないメリットがある。

【拡張型心筋症】

不治の病だったはずが〝あと二十年は生きられる〟心臓に

宮城県　大山保男さん（男性・八十一歳）

私は軍隊に十年、会社にも二十五年勤め、健康には恵まれていたのですが、平成七年十二月に呼吸困難におちいり、急遽救急車で運ばれて入院しました。

検査の結果、最近話題になっている拡張型心筋症だということがわかりました。入院して五日くらいしたらずいぶん楽になったので、「ああ、これは治ったんだな」と思っていたのですが、家内と息子は医者から「拡張型心筋症というのは絶対に治らない病気で、ガンと同じでかかったら最後、試練以外のなにものでもない。持ってもせいぜい一年か二年半で参ってしまう」といわれていたそうです。

あるとき知人の家にお茶を飲みに行ったところ、遠赤外線温浴機器を紹介され、「こういうものがあるんだけれども、うちの親もこれでよくなったからあなたも試してみたら？」といわれて早速その場で契約をしました。

現在使って二年半になりますが、病院に通うのも最初は一週間おきだったのがだんだん快調子になってきて、一か月に一回くらいですむようになりました。

あるとき家内が先生に突然呼ばれ、長い話をしているものだからなんだろうと思って聞いたところ、「奇跡が起きました。大山さんは、いまどこにも異常がありません。この心臓ならあと十年、いや二十年は生きられます」といわれたとのことでした。

現在は非常に快調子で、趣味のカラオケとダンスをもっぱら元気にがんばっています。遠赤外線温浴機器には一日三十分ずつ、三回入っています。

このあいだ「大山さん、そろそろ全身の検査をしておいたほうがいいんじゃないですか」といわれ、一応調べてもらうことにしました。血液検査、胃カメラ、ＣＴなど五日間かかって身体中調べてもらいましたが、どこにも異常がないとのことでした。

《著者より》

先日ＮＨＫで〝拡張型心筋症を手術で治す〟という神業的医師を紹介する番組を放映してい

ました。肥大した心臓の筋肉を一部切って縮小させるというのです。第一例目は死亡し、以降はみな成功しているといった内容でした。

実際のところ、これまで拡張型心筋症は心臓移植でしか治しようがなかったのですから、この方法はそれに比べれば画期的であるといえるかもしれません。

しかし、みなさんはなにか奥歯にものが詰まったような感じがしませんか？　このように心筋の一部を手術で切り取ったとしても、またいつか拡張してくる恐れがあると思いませんか？

ここに掲載したケースのように、この疾患が遠赤外線だけで縮小したとすれば、まさに「冷え症またはそれに伴う循環障害は組織を拡大させる」という私の理論がそのまま立証されたような症例だといえます。

現代医療では原因よりも「結果の対処療法」を主眼としていますが、心臓移植の場合、心臓提供者がうまく見つかるかどうかという問題のほか、手術にかかる膨大な費用の問題、術後も一生薬を飲み続けなければならないなど、患者に大変な負担がかかります。それが単に遠赤外線で循環を改善しただけで治るとなれば、まさに〝医療革命〟そのものではないでしょうか。

すべての拡張型心筋症が完治するかどうかはわかりませんが、真に患者のためを思うなら手術の技術を先行する現代医療にとって是非試みるべきことであると思わずにはいられません。

【アレルギー性皮膚炎・脳梗塞】

アレルギーが完治、脳梗塞で倒れたが早期退院できた

宮城県　千葉清さん（男性・六十八歳）

私はアレルギー体質で、頭皮や身体にぽつぽつと吹き出ものができていました。病院の皮膚科に通って診てもらいましたが、まったく効果はありませんでした。

そんな折、いつもお世話になっている床屋さんで遠赤外線のお話を聞き、遠赤外線温浴機器を購入しました。それからは毎朝一回三十分の温浴を続けました。すると、二十日ほど経ったころから頭皮や身体のぽつぽつが消え、よくなってきていることがわかりました。

また、昨年四月に脳梗塞で倒れて入院しましたが、たったの十日で退院することができ、以後はそのような症状もなく、元気に生活しております。こんなに早くに退院できたのも、毎日遠赤外線温浴機器に入り続けていたおかげだろうと思います。いまでは遠赤外線温浴機器に入ることが毎日の楽しみのひとつになりました。

現在でも、遠赤外線温浴機器に一日二〜三回は入っています。

【大動脈瘤手術で脳梗塞・肺ガン発見】

脳梗塞と肺ガンの危機を乗り越え、薬いらずに

東京都　富田招広《あきひろ》さん（男性・六十九歳）

（妻の富田えい子さんの話）

いまから十三年ほど前、健康診断で小さな大動脈瘤が見つかりました。それまで自覚症状もないまま日常生活を送っていたのですが、結局三年半くらいして手術に踏み切りました。

ところが、手術中に血液が右の脳に飛び散ってしまい、脳の障害を起こしてしまいました。すぐＩＣＵに入ったのですが、二十日間ほど植物人間になり、肺炎を併発して死の宣告まで受けました。

幸いなことに間もなく意識が回復し、数年間入退院をくり返していたのですが、いまから五年半前に遠赤外線温浴機器をご紹介いただき、入るようになりました。主人も「すごく温かくて気持ちがいい。こんな気持ちいいものはない」といって、一日に四～五回は入っていました。

なにしろ、血圧が上は平均的でも下が異常に高い、脈拍も早い、それからものすごく寒がる

のです。もともとは風邪をひいたこともない元気な人だったのですが、免疫力がないのか、ちょっとした病気にも耐えられませんでした。しばらくは足がむくんでしまって歩けず、寝たきりの状態が続きました。

遠赤外線温浴機器に入るようになってから二十日目、病院に通院する日だったので連れていったところ、血圧が安定していて下の血圧が下がっておりました。しかも歩けるようになったのです。歩けるといっても二〇〇ｍくらい歩いて疲れるから一休み、というような感じだったのですが、それでも「歩く」ということが奇跡のようでした。

現在も左半身がマヒしておりますが、右手を使ってほぼ普通に日常生活ができるようになりました。

また、三年ほど前に健康診断があり、そのとき初めて脳のレントゲンを見せていただいたのですが、私も主人も「えっ⁉」と絶句してしまいました。左半身がマヒしているため、脳の右側が真っ白だったのです。左側にだけなにか黒いもやがかかっていました。

レントゲンを見せながら先生がおっしゃるには、普通この状態からどんどん悪化していくものなのだそうですが、主人の場合、ここ数年間ストップしたまま悪化していないということでした。普通はお薬だけではなかなか治らず、入退院をくり返しているうちに最後には……というケースが多いそうです。

血液検査の結果は、もうすべて正常範囲内でした。コレステロール値や白血球も全部正常なので、先生はそれにも驚いておりました。

ただひとつ、「なにか少し胸のあたりに変な影があるようだ」と内科の先生がおっしゃって、「脳や血液検査に異常がないから多分大丈夫だと思うけれども、呼吸器科へ行ってください」といわれて呼吸器科にまわされました。そこでもう一度レントゲンを撮り直したのですが、私も主人も「なんで呼吸器科に行くのかな?」と単純になんの疑いも持っておりませんでした。

そうしたら、なんと細かく写した写真の中に、二〇cm大の円形の黒いものが映っていたのです。そして私だけが先生に呼ばれて、「実はこの黒い影は肺ガンです」といわれました。

ガンと宣告されて、私は目の前が真っ暗になりました。「ご主人にはこの話はしないでください」といわれていったん家に帰り、数日後に入院することになりました。

しかし、もちろん主人が納得するはずがありません。「なんで入院しなきゃならないんだ、全然痛くもかゆくもないのに」としきりにいっておりました。結局、どちらにしても検査を兼ねて診ていただくということで入院しました。

主人は先生にインフォームドコンセントのことをしきりに申したそうですが、先生が「本人にはいわないように」とおっしゃるので伏せていたところ、たまたま主人が自分のカルテを見てしまい、少し語学ができるものですからカルテを読んで「そんなはずは絶対にない。帰る」といって次の日に家に帰ってきてしまったのです。

せっかく脳梗塞の後遺症がここまでよくなってきたのに、ここでガンで駄目になってしまったら、私はいままでなにをしてきたんだろうとたくさん悔いが残ってしまうような気がして、どうしたらいいだろうかとしばらく考えました。そして、とにかく遠赤外線温浴機器に数多く入れることだろうという結論にたどりつきました。

いままで一日四〜五回、最低でも一日二回は必ず入っていたのを、「入院しないで出てきたのだから、遠赤外線温浴機器に一日何回でも時間のあるかぎり入りましょう」といって入れることにしました。主人もこれに入るのは好きですから納得して、一日七〜八回くらい入っておりました。

その間、体調にまったく異常はありませんでした。別に食欲がないわけでもないし、お酒も多少飲んでいました。

その後また定期検診があり、内科の先生にその後の経過を聞いたところ検査結果は正常で、先生も「いやあ、おかしいねえ」とおっしゃっていました。その後の検査は特になく、いまはまったく普通の生活をしております。

ただ、昨年の一月に私が外出先から戻ってきたところ、主人がぐったりしていたことがありました。様子を見ていましたらたくさん痰が出て、普段はよく食べる人が一週間近くまったく食欲がなくなりました。

後日病院へ行って血液検査をしてもらい、痰が出るものですから肺のほうの検査もしてもらいました。ずいぶんぐったりしているし、食欲もないというのは手術した直後くらいだったものですから、私も気になっていました。主人も「ちょっと転勤している息子を呼んでくれ」などと死を決意しているようなことまで口にして弱気でした。

しかし、血液検査やレントゲンなどいろいろ検査した結果を見てもどこにも異常がないのです。「でも先生、本人は死にそうだといっているんですけれども」と申しましたら、「いやあ死にませんよ、この歳で血液検査の結果が全部正常な人なんてそんなにいません。お薬の出しようがありません」といわれました。それで私も安心して、血液検査に異常がないのならば精神的なものが原因なのかなあ、というふうにだんだん気持ちを切り替えることにしました。そうしたら、その後間もなく回復し、いまはもう元気になりました。

《著者より》

大動脈瘤の原因は梅毒のスピロヘーターが血管の中膜を傷害するために発症するといわれています。またこれとは別に、年を取ってくると食べものや活性酸素、遺伝などの影響で誰でも多少は大動脈瘤になりやすくなります。

以前、次のような人と会ったことがあります。その人は脳動脈瘤があり、手術の必要があるといわれたそうです。ところが、予約の関係で三か月先でないと手術ができないため、自宅待機ということになりました。そこでその三か月間、自宅で比較的低温の遠赤外線温浴機器に何度も何度も入ったそうです。そして三か月が経ち、病院で検査をしたところ、脳動脈瘤が消えていたというのです。知らず知らずのうちに冷えによる循環不全が血管壁を弱めて拡張させてしまうという事実を初めて知って、冷えの恐ろしさと同時に遠赤外線による熱と光線の細胞への影響と循環の改善が多くの難病を根本から治すことがわかりました。

血管を手術するときは血流を一時止め、手術が終わると再び血流を流すのですが、そのときに血のか溜まり（血栓）ができやすく、肺や脳の血管を詰まらせてしまうことがあります。これが脳血栓です。ガンについてはまとめて後述することにします。

【痴呆症状の緩和】

痴呆症状が回復し、安らかに逝った父

群馬県　大須賀哲夫さん（男性・八十七歳で老衰のため逝去）

（娘の井上紀子さんの話）

私の父は、一年ほど前までは確定申告も自分でするくらいしっかりした人だったのですが、母が脳梗塞になったのと同時に一挙に痴呆がすすんでしまい、母が「私のせいでお父さんがぼけてしまった」というほどでした。

ところが両親が遠赤外線温浴機器に交代で入るようになると、最初は私が訪ねていっても姉と間違えたり「どちらさんですか？」などといっていた父が、だんだんきちんと私のことがわかるようになり、ひとりで家の中も散歩できるくらいまで回復しました。

その父も、その後妹のもとに引き取られ、二〇〇〇年三月、老衰のため亡くなりました。我が家では娘が結婚・妊娠、無事出産を終え、とてもかわいいサガノベイビーが風邪をひくこともなくスクスクと成長しております。

息子のねんざ、嫁の生理痛、私のやけど、主人の膝痛（水が溜まる症状）などが遠赤外線温浴機器のおかげですっかり完治し、家中が元気でにぎやかに生活しております。

《著者より》

現在日本では、脳の血流障害による痴呆が男性で五〇・四％、女性で三八・七％といわれています。

夫婦の一方が痴呆になる場合、夫が痴呆になると妻のほうは「自分まで痴呆になってはいられない」と思うせいか痴呆にならない人が多いのですが、逆の場合はそうはいかないようです。

脳の細胞は二十代では百五十億個もありますが、毎日二十万個程度消滅していくそうなので、五十年で十分の一にも減少してしまうという計算になります。ですから、年を取ると昔のことはよく覚えていても、新しくなにかを覚えることが難しくなってくるのです。

脳の血流がいつも順調に働いていれば、脳細胞の代謝もよくなり、痴呆の予防になることは当然です。比較的低温で遠赤外線温浴機器に入ると痴呆が治り、しばらく入らないとまた痴呆が戻るという話をよく耳にするのはそのためです。

【くも膜下手術・左半身不自由・頭痛の解消・肉離れの症状の緩和】

じわじわと痛む頭痛が完治、手術後のリハビリも順調に

静岡県　岡田眞樹子さん（女性・四十二歳）

私が遠赤外線温浴機器に出会ってからもう三年近くになります。

十八年前、私は父をくも膜下出血で突然亡くしました。救急車の中ですでに瞳孔が開いてしまい、ＣＴスキャナーに入ったときには先生から諦めてくれといわれました。ボールペンのインクくらいの太さの血管がたまたま切れてしまい、普通くも膜下出血ではそこが切れることはないそうですが、もう運が悪かったとしかいえないということで、結局病院に行ってから六時間ほどで亡くなりました。

父は亡くなる前、いつも頭が痛いといっていました。「目の奥がなんだか痛い、額のうしろが本当にじわじわ痛いんだよ」ともいっていました。結局それが前兆だったんだなということがずっと頭に残っていました。

それから十六年経ち、二年前、今度は母が倒れました。診断の結果はやはりくも膜下出血で、

なんとか命は取りとめたものの、左手と左足が不自由になりました。やはり母も長年高血圧で悩んでおり、薬をずっと常用しておりました。

私もときどき額のうしろあたりがじわじわと痛み、頭を割って中をかき出したいような衝動に駆られることがあったので、母の手術をしてくださった先生に「十八年前に父をくも膜下で亡くし、今度母がくも膜下で倒れました」とお話ししたところ、先生に「あなたもとにかく検査してみたほうがいいですよ。くも膜下のお父さんとくも膜下のお母さんだから、やっぱりあなたもくも膜下ということが考えられるでしょう」とさらっと笑いながらいわれました。実は私も父や母のように頭痛の症状があったということもあり、すごく心配でした。

母の手術は成功し、それでも丸々二か月間、二十四時間体制で家族が付き添って面倒をみなければなりませんでした。

そんな折、知人の方から遠赤外線温浴機器を紹介していただき、身体は疲れているし、冷え症だし、寝つきも悪かったので、とにかく使ってみることにしました。

すると、母の看病を始めてから六か月間止まっていた生理が、遠赤外線温浴機器に三回入っただけでいきなり始まったのです。なんだか身体の中の悪いものが全部出たような気がしました。その後、体調がよくなったのですが、はたと気がついたときには本当に毎日悩まされていた額のうしろのかゆいような痛みがなくなっていました。

母は手術後、左足と左手が不自由になったのですが、「いま自分で起き上がってご飯を食べる練習をしないと、寝たきりになってしまいますよ」と医者にいわれました。しかし若くして父をくも膜下で亡くし、自分もくも膜下になったものだから母も弱気になってしまって、「もうこのまま死なせてくれ」などとよく口にしていました。

私もいろいろ悩みましたが、ともかく遠赤外線温浴機器に足だけでも入るような形で使わせたところ、一週間後にはもう座って自分でご飯を食べられるようになり、いまでは杖をついて自分で歩けるようになりました。かなりのスピードでリハビリがスムーズにいき、去年はハワイ旅行にも行けるほど回復しました。

また、私の主人は三年前にギブスで固めなければならないくらいひどい肉離れを起こしたのですが、三日ほど前に同じところをまた肉離れしてしまい、たまたま病院も休みの日だったのですぐに遠赤外線温浴機器に入らせました。肉離れしたのがちょうどふくらはぎで遠赤外線が当たりにくい部分だったので、前扉を開いてみたり倒してみたりと工夫して当てるようにしました。

早速次の日病院に行ったところ、今回は包帯できちっと固めるだけでギブスはいりませんでした。普通ならすぐに冷やさなくてはいけないものに対しても、遠赤外線に当たっていたおかげで症状が軽くなったようで本当に不思議です。

《著者より》

婦人科疾患の多くは冷えが原因ですが、疲労やストレスによって生理不順がくることはよくあります。

冷え症は遺伝疾患かもしれません。それは生活習慣も似ているためかもしれませんが、中年以降になったら身体を冷やさないように心がけてください。

また、肉離れでギブスを巻くことはほとんどありませんが、そのようなときには冷やすのが常識です。これは一時的に炎症を抑え、鎮痛効果を期待してのことです。遠赤外線の温かい光線を当てるのは逆効果のように思われがちですが、これは局所の血流をよくすることによって出血した部位を白血球の貪食作用を高めて早くきれいにし、炎症を鎮め、血管の透過性を早く抑えて自然治癒力を高める効果があるのです。

【脳梗塞後遺症・左趾が開いた・赤血球の増加】

まったく動かなかった左趾《し》が動くようになった

東京都　大川和江さん（女性・五十歳）

私は平成六年の七月に脳梗塞で倒れ、それ以来左足の第四趾のところに後遺症が残っており、歩くたびにこの趾に負担がかかってしまうのか、いまもびっこをひくような歩き方です。最近遠赤外線足温器を買い求め、ここ一か月くらい使用しています。

後遺症の関係か、左足の大腿骨やお尻のあたりがすごく痛むので、なにかほかに原因はないかと思っていろいろ考えてみたところ、二十〜三十年前に電車のドアに一回挟まれたことがあったのを思い出しました。遠赤外線に当たっていると、その部分がじんじんじんじん痛くなってきてなんとなく気持ちがいいのですが、座っている状態だとうまく当たらないので知人に相談したところ、「この足温器を広げて横になってみれば？」というアドバイスをもらい、以来実践しております。

普段から自分でも健康にはいろいろと気をつけていて、週一回〝健康体操〟というのにも通っております。飛んだり跳ねたりして手足を動かすという、お年寄りから若い人まで一緒にできる体操です。

みなさんは自分の足の趾を開けますか？　健康な右趾はパーッと開くことができますが、私の左趾は開かないのです。

脳梗塞で倒れたときに、手の指だけは「ああ、動くなあ」と確認したのですが、病院に行ったら左足がまったく動かず、ベッドの端に紐を結びつけ、それにつかまらないと起き上がれないという状態でした。

その後もうだいぶ経ちますが、遠赤外線足温器に横になって足趾を開いたり閉じたりという運動をくり返していたところ、自分で意識的に「開け、開け」と頭の中で命令を下してやってみたら開いたのです。

遠赤外線足温器の上に横になり、三十分単位で足趾を開く練習を一日何回もくり返すことによって足の趾先まで神経が通うようになるなんて、本当にすごいなあと思いました。

遠赤外線温浴機器の使い方は自由なので、みなさんもいろいろ試されるといいと思います。

また一番下の娘が小学生のとき、学校の血液検査で「赤血球の数が平均値よりも足りない」という通知をもらってきました。すぐに病院へ連れていき、再検査をすることになりました。

再検査までの一週間、一生懸命娘を遠赤外線温浴機器に入れて再検査に臨んだところ、なんと赤血球の数が増えていたのです。またそれまで風邪をひきやすい子だったのに、すっかり丈夫になりました。

私自身も子宮筋腫があったり、病気をする前後に目が悪くなったりといろいろな症状があったのですが、日常生活に支障があるというほどではありませんので、これも遠赤外線温浴機器に入っていなければもっとひどい状態になっていただろうと思います。

《著者より》

赤血球が骨髄から作られることは常識ですが、血流が改善すると骨髄の代謝がよくなるため、もしくは腸内細菌が良好な状態になるので赤血球や白血球などが作られやすい環境になるため、赤血球の数が増えたのだと考えられます。

足の趾の運動は、局所的原因と脊髄神経からの原因とがありますが、いずれにしても遠赤外線によって神経細胞や足の筋肉の細胞が復活した結果であることはたしかです。

【脳腫瘍手術・軽いマヒ・冷え症・子宮筋腫が消滅】

こぶし大だった子宮筋腫が消えた

東京都　寒川貴子さん（女性・五十九歳）

ちょうど二年前、小脳の横に腫瘍が見つかりました。その後七か月間ほど入院したのですが、「こんなに大きな腫瘍になるまでどうして放っておいたのですか」と医者も驚いていました。私は障害者の方を引率したりする仕事をしているのですが、もしそのときに倒れたりしていたらどうなっていたかしらと、いま振り返ると本当にぞっとする思いです。

私の脳の写真を見て、先生も「不思議でたまらない、こんなに元気でいるのはどうしてだろう」ととても驚いており、模型を見せながらいろいろ説明してくださったのですが、そのときは人ごとのように見ていて、なんとなくピンときませんでした。でもいざ手術となるととても怖くなってしまい、手術室に運ばれるまでずっと「怖い、怖い」といい続けていました。その後は麻酔が効いてしまったのでそれっきりわからなかったのですが、手術は十時間近くかかったそうです。

手術が終わって目が覚めたとき、腕は大根をぶら下げているみたいにマヒしており、目はぐちゃぐちゃで誰が誰だかさっぱりわからないし、胸のあたりが圧迫されて右足にも軽いマヒがあり、頭を手術しているものだから寝返りすら打てない状態でした。

おまけにその後三か月間も車椅子生活で、ずっと歩けませんでした。病院の先生方も「あの人、歩かないねえ」とみな心配していたそうです。

そういった状態で今度は別の病院に行って四か月間入院し、前の病院と合わせると七か月間入院していました。

退院してからは「うちには遠赤外線温浴機器があるのだからこれで治そう」と決意し、それからはベッドから足を伸ばして遠赤外線温浴機器の中に半分入れたまま寝たり、タオルケットをかけて身体を入れたまま寝たりして、とにかく四六時中入っていました。

いまはだいぶ元気になってきて、リハビリだと思ってがんばっています。

私は小さいころからかなりの冷え症でしたので、遠赤外線温浴機器は五～六年以上前に買ってありました。最初、知人にすすめられてこの中に入った途端にピリッときたのです。これはなんだろうと思い、そのときすぐに買い求め、それからは最低でも毎日一回は入っていました。

その後、子宮筋腫が発見され、初めはピンポン玉大、次は卵大、そしてこぶし大とものすごく大きくなってしまいました。

婦人科の先生も驚いてしまい、「これは切らなければ駄目よ」といわれたのですが、どうしてもいやだと逃げ回っていたところ、「悪性のものではないから、本人が切りたいといったら切りましょう」とおっしゃってくれた先生がいて、私はあくまでも切らないつもりで遠赤外線温浴機器に入り続けました。

その後、職場の婦人科検診の際に「私は筋腫の大きいのがあるからもう駄目なんですよ」といったところ、先生に「そんなものないよ」といわれて大変驚きました。

「こぶし大のものがあったのに、どうしてそれがないんですか？」と聞いたら、「いや、もうチャボの卵だよ」といわれました。チャボの卵というのは正常な子宮の大きさくらい、という意味なんだそうです。

半信半疑で家に帰り、不思議だなあと思っていたのですが、一日一回でも遠赤外線温浴機器に入っていたおかげかもしれないと思います。いまでは四六時中入っており、遠赤外線足温器を机のようにベットの上につけて使っています。

以前は手がしびれていたのに、いまでは針にきちんと糸も通せるし、ボタンつけまでできるようになりました。

また、このあいだは私のかかりつけの脳内科の先生に、「あなたは回復が早いねえ、どうしたのかしら」ともいわれました。

《著者より》

脳手術のあと、四肢の麻痺に対してリハビリをおこなうのが通例ですが、原因は脳にあるのですから、四肢以外に脳に対しても血流をよくする必要があるのです。

遠赤外線温浴機器で全身浴をすれば、脳の血流も四肢の血流もよくなるので、一番よいリハビリになるのです。

子宮筋腫を含むほとんどすべての慢性の婦人科疾患は、冷えが原因であるといいます。

前述したように、「冷えは身体の中の組織を膨らませる」という理論がここでも証明されたわけです。

【レイノー氏病・リウマチ】

身体に熱が戻った、重度のリウマチ患者が自分の足で歩けるように

東京都　市川幸枝さん（女性・七十九歳）
大西ツギさん（女性・六十九歳）

（知人の浅野由記子さんの話）

私が遠赤外線温浴機器に出会いましてから約五年が経とうとしています。

自分自身の体験もいろいろありますが、遠赤外線温浴機器を通じてとてもいい出会いをさせていただきましたので、その体験をお話ししてみたいと思います。

市川幸枝さんというレイノー氏病の方がおりました。レイノー氏病とは、手と足先に血が通わずだんだん腐ってきてしまう病気です。

私がお会いしたときには、下肢が腐ってしまったので何度も何度も手術したため、膝の上から下はありませんでした。手の十本の指も、満足な指が一本もないというような状態でした。

市川さんはご自分が指導している詩吟の発表会を間近に控え、無理を重ねたために体調を崩

され、無事に発表会ができるかどうか大変危ぶまれていました。

そういうわけで遠赤外線温浴機器にお入れしたのですが、部屋はとても寒くてもこれに入れば大変のぼせますから、最初の三十分間はなにも感じません。三十分経ったら出ていただき、お茶を飲んで少し休憩して、再度四十分近く入っていただきました。

しかし、足が膝上までないものですから腰かけることができません。遠赤外線温浴機器の床部分に座ると、胸のところがちょうど椅子のあたりに当たる感じです。

「ちょっとハンカチを取ってください」とおっしゃるから差し上げたら、「横に寝かせてください、すごく気持ちがいい」とおっしゃいました。

レイノー氏病ですから、手はいつも青白い色をしていました。それが、二度目に遠赤外線温浴機器に入ったところ、入ってから二十分ほど経つと、左の耳たぶと手のひらと指の血管が真っ赤になってきたのです。

非常に喜ばれて二週間遠赤外線温浴機器に入り続け、お元気で発表会も無事に参加でき、ぜひ自分で購入したいとまでおっしゃっていました。

ところが定期検診に行ったところ、もう何十年も真っ白い手と身体だったのに、それが突然手も膝も温かく赤くなっているのを見て、「これは大変だ。熱を持ってしまって水が溜まっているに違いない」と診断されてしまい、手術をすることになってしまったのです。しかも手術の際、麻酔が効きすぎてしまい、腸が働かなくなってしまったというのです。

それから二週間ほど入院して、退院されてからすぐ私のところにＦＡＸが入りまして、元気にお帰りになったことを知りました。

その二日後には、今度はひどいリウマチで二十数年間苦しんでいらっしゃった大西ツギさんという方をご紹介いただきました。

大西さんは二年前に骨を削って人工骨と人工関節を入れておりました。十年近く、病院以外はほとんどどこにも出かけず、ご自分では外出も着替えもできない状態で要介護の重度の障害をお持ちの方でした。

三人がかりで支えて遠赤外線温浴機器にお入れしたのですが、三人で抱えても椅子に座れませんでした。そこで座布団二枚を折って乗せ、そこに座っていただくことにしました。

やはり初めの四十分間ほどはまったくなにも感じず、しばらく入っては休んで、ということをくり返しました。

大西さんもいまはご自分で歩けるほどに回復されました。「一度でいいから外に出てみたい」とおっしゃっていた方が、なにかにつかまりながらでも自由に散策ができるようになったというのはすごいことだと思います。

このあいだ、定期検診で病院に行かれたそうなのですが、身体が温かくなっており、よたよたと自力で歩いたものですから、「すごい、こんなにリハビリが効いたのか！　これからリハビリを始めましょう」と誤解されてしまったそうです。

それから二日間リハビリをしたところ、発熱して関節が腫れてしまいました。

そこで、「もう二度と病院には行かない」といって、ここ二週間ほどは遠赤外線温浴機器に一日四〜五回入りながら過ごされているそうです。

これからは私も注意して報告しようと思ったのですが、定期検診に行ったときには必ず「こういう温熱療法をしておりますので身体が温まっております」と一言いっておかないと、誤解を招いたりすることになりかねないと思います。

《著者より》

レイノー氏病は、血管の運動神経（血管を開いて血流をよくする副交感神経と、血管を収縮させるほうに働く交感神経）のバランスが崩れて、後者のほうが強く働くために血流が末梢まで届かず、どんどん壊死《えし》してしまう病気です。

この血管の運動を支配しているのが、自律神経の中枢である脳の視床下部というところです。神戸大学の塩谷英之先生の研究によれば、遠赤外線温浴機器に入ると、この自律神経系の働きが非常によくなるという結果を得ています（第四章「自律神経活動に対する効果」の項を参照）。

それに加えて、手や足への血流が、いやがおうにもスムーズにおこなわれるようになるため、相互作用が働いたものと考えられます。

【血尿・首や顔の皮膚がきれいに・水道水が良質な水に変化】

血尿が止まり、肌がきれいになった

愛媛県　福永鎮子さん（女性・六十五歳）

血尿が出たり、肩が痛んだりしたため遠赤外線温浴機器を購入したのですが、入っているうちにすっかりよくなりました。

以前からあった鳥肌のようなブツブツや、少し黒ずんでいた顔も、少しずつよくなってきました。皮膚がとてもきれいになり、首までつるつるになって、知り合いの奥さんから「なにかよい美容法でもあるですか？　前よりも皮膚がきれいになりましたねえ」といわれました。やはり遠赤外線温浴機器に入ることによって身体の新陳代謝がよくなり、皮膚まできれいになったのでしょう。

血尿も、会社の健康診断でもう三～四年出ていません。血尿が出たときはびっくりして病院に行きましたが、遠赤外線温浴機器を購入してから止まりましたし、いろいろな面で体調がよくなったことに感謝しています。

それから、お豆腐などを夏に水道のお水で洗って置いておくとすぐ腐ってしまいますが、ジュースなどの瓶にお水を入れて遠赤外線温浴機器の中に入れて置き、何時間か経ってからそのお水を冷蔵庫に入れ、その中にお豆腐を入れて保存しておくといたみにくいような気がします。

こうして遠赤外線に当てたお水は、冷蔵庫に入れて飲んだりもしています。

お嫁さんのお母さんが、水質検査などをしている機関へ遠赤外線を照射した水を持っていったら、「このお水はどこのお水ですか？　すばらしいお水です」といわれたそうです。

《著者より》

血尿は、腎臓から尿道の先までの尿路系になにか重大な疾患がある証拠です。更年期以後の出血はガンの確率が高いので、安易に放っておいては危険です。幸いにも遠赤外線温浴機器に入って出血が止まったとはいっても、身体のどこかにガンの芽が出てこないともかぎりません。必ず検査を受けることをおすすめします。

また、遠赤外線で皮膚がきれいになるのは、遠赤外線によって血流が改善し、皮膚の細胞の代謝が促進したため、活性酸素による色素沈着（例・リポフスチンなど）が抗活性酸素作用によって消失したものと考えられます。

水道水を遠赤外線温浴機器に入れておくと、とてもおいしい水に変わります。それは第四章の「水のクラスターの変動」のところに掲載した実験結果にもあるとおりなのですが、これは遠赤外線によって水の分子（クラスター）が小さくなり、「気」を多く含んだおいしい水に変化したためなのです。

【膀胱にポリープ・低体温・頻尿・胸椎骨折】

体温が上がり、頻尿が治った

広島県　菅原ツヤ子さん（女性・六十一歳）

昨年の十二月二十五日に遠赤外線温浴機器と出会い、まだ使い始めたばかりです。私は十年前から膀胱が大変悪く、ガンまではいかないのですがポリープが膀胱一面にありました。十二月の初めごろに大量出血したのですが、自覚症状はまったくありませんでした。ずっと病院には通っていましたが、「原因がよくわからない。腎臓も悪くないし、多分ストレスのためだろう」と医者にはいわれていました。最近までは出血が止まらずに病院に通っていたのですが、遠赤外線温浴機器に入り始めたところ、それまでは頻尿で夜は一時間おきにトイレに通っていたのに、それがぴたっと止まりました。出血が止まるまでには四か月以上かかりましたが、最近はおかげで病院に行く必要もなくなりました。

また、昨年第八胸椎を圧迫骨折してから脊髄の痛みがあり、医者には「その痛みは一生涯とれません」といわれていました。そのため痛み止めの薬をずっと服用していたのですが、ろくに家事をすることもできず、痛いときはいつも寝ている状態で日常生活にもいろいろと支障がありました。

でも、これも光線浴のおかげで痛みが取れました。ただ、ちょっと調子がいいからといって入る時間を少なくするとまた痛みが出ます。一日に入る回数は大体三回くらいですが、私の場合、三十分入るくらいでは身体が温まらず、一時間入ってやっと温まってくるような状態です。

私の体温はいつも三五・四℃くらいです。遠赤外線温浴機器に入るようになってからやっと三六・四℃くらいに上がりました。いまはだいぶ身体の疲れがとれて、少し前向きにいろいろなことに取り組めるような状態になりました。これからもがんばっていきたいと思います。

《著者より》

低体温だとすべての循環が悪くなり、免疫力も低下しますので創傷治癒も遅れがちになり、内臓のいろいろなところで膨れ上がる現象（この場合は膀胱ポリープ）が起きたのでしょう。これはガンに変化する可能性も高いのです。ともかく冷え症は本当に「万病のもと」なのです。

【慢性膀胱炎・頭痛・肩こり・膝の痛み・便秘】

六年間、薬の服用なしで膀胱炎が解消

山梨県　蓮沼サツ子さん（女性・五十六歳）

もともと健康な人と、そうでない人とがいると思うのですが、私はあまり丈夫ではないほうで、小さいときから疲れやすかったり、風邪をひきやすかったり、頭が痛かったりといろいろな症状が出ていました。それでも、結婚して子供も生まれ、どうにかやってきたのですが、四十歳を過ぎたころから歳とともに体力も落ちてきたようで、またいろいろな症状が出るようになりました。

四十代の半ばごろからは以前からあった頭痛に加え、腎臓が原因の慢性膀胱炎となり、一年半ほど秘尿科へ通いましたがよくなりませんでした。秘尿科というところはいつもとても混んでいて、そこには十年近く通っている方もたくさんいました。ですから、「私ももうこうやって病院と一生つきあっていかなければならないんだなあ」と思っていました。

病院では、「運動しなさい」ということと「身体を温めなさい」ということを行くたびに医者からいわれました。それでなにか温まるものがあればいいということで、食べものや飲みもの、治療器のようなものまでいろいろ試してみたのですが、どれも一時的には少しよくなるものの、やはり病院でもらうお薬を飲まないと治らないし、日常生活を送ることができませんでした。しかし病院に行ってお薬をたくさん飲んでも、寝不足やストレスがあるとまたすぐ尿の出が悪くなってしまいます。

そのころすでに病院に行くのが三日に一度という状態で、なんとかならないかと思っていたときに、遠赤外線温浴機器を紹介していただきました。初めは半信半疑だったのですが、主人もいつも肩が痛かったりしていたので積極的にすぐ購入し、早速入り始めました。

すると、毎日入るたびによくなっていったのです。尿の出がよくなれば回復に向かっているということですから、私の場合はすぐその成果がわかります。これまで毎日三回飲んでいた薬も、十日目で飲むのをやめました。それから今日までの六年間、一度も薬を飲んでいませんし、病院にも行っておりません。

いまでもやはり睡眠不足になったりすると尿の出が悪くなったりしますが、次の日遠赤外線温浴機器に入る回数を多くするとよくなります。また、頭痛や肩こり、膝や腰の痛み、便秘といった症状はすべてなくなりました。

《著者より》

体温が低いと、循環障害と免疫力の低下が必ずあると思ってよいでしょう。免疫力が弱っていれば、細菌やウイルスに負けてしまい、いろいろな慢性疾患に移行していきます。泌尿器科の先生が体温を上げる指導をしたということですが、これは大変重要ですばらしいことです。

肩こりと頭痛とは、深い関係があります。肩こりは遠赤外線で温めるのが効果的です。時には耳鳴りやめまいも肩こりからきている場合があります。また、下肢の長さの微妙な違いによって骨盤が傾き、背骨も湾曲してこの方のような症状が出ることもあります。

膝の痛みにもさまざまな原因が考えられますが、遠赤外線で治ったとなればやはり冷えが原因だったのでしょう。

遠赤外線の最も優れた点に、腸の**蠕動亢進《ぜんどうこうしん》作用**[19]があります。自律神経にとって優位に働いたのでしょう。

蠕動亢進《ぜんどうこうしん》作用[19]……筋肉の収縮波が徐々に移行する型の運動。ミミズなどの移動、高等動物が腸の内容物を送るのもこの運動である。

【冷え症・前立腺肥大】

ひどい冷え症が解消、夫の前立腺肥大も手術不要に

香川県　篠原ヒデ子さん（女性・六十八歳）

二年五か月ほど前、知人から遠赤外線温浴機器を紹介されました。

私は二十五年近く冷凍食品を扱う会社に勤めておりましたので、本当にもう身体の芯から冷えていて、寝るときにも足袋を二〜三枚重ねて履かないと足先が冷たくて眠れないというくらいの冷え症でした。

体温も三五・七℃くらいしかなく、低体温でした。

初めは遠赤外線温浴機器をすすめられても、なにか高いものを買わされてしまうのではないかと心配していたのですが、実際に入ってみたらとても気持ちのよい温かさで、「これは私に向いているんじゃないかな」と思い、信用するようになりました。

それから一週間後、私の家に遠赤外線温浴機器が届きました。

初め主人には怒られましたが、主人もいろいろと身体に悩みを持っておりましたので、「私

よりもこれはあんたのためにと思うて買うたんやから、とにかくいわれたとおりに入ってみて」とすすめました。

主人も「なんだか気持ちがいいなあ」といって入り続けていました。

主人は長いこと前立腺肥大で病院に通っていて、いよいよ手術しなければいけないというところまできていました。

それが、遠赤外線温浴機器にずっと入っているうちに自然に尿がスムーズに出るようになり、痛みも消えてすっかりよくなったのです。

病院での定期検査は本当に痛くてつらいらしいのですが、とてもよくなったので病院に行かなくてもいいようになりました。お薬ももう必要ありません。

【前立腺・腸の機能低下・むくみ】

パンパンだった足の腫れが引き、検査結果も良好に

高知県　堀内太造《たいぞう》さん（男性・七十歳）

（知人の方の話）

平成十一年五月二十五日、奥様から「急いで遠赤外線温浴機器を注文してもらえないだろうか」という電話があり、一体どうしたのだろうと思って様子を見に行きました。

事情を聞いてみると、一月に家を新築し、お父様が引っ越していらっしゃったそうなのですが、引っ越してきて間もないうちに前立腺に異常が出て尿が出なくなってしまい、すぐに入院したそうです。

それから今度は腸がまったく働かなくなり、お腹がパンパンに張ってしまい、それやこれやで入退院をくり返して結局オムツを使用しなければならなくなってしまったというのです。

そのうち足もパンパンに腫れてきて色も変わり、痛くてたまらなくなりました。お医者さんにも「これ以上なにもできないから、家へ帰って足を温めてあげてくれ」といわれたそうです。

しかし、風呂場まで抱えていって足を漬けて温めるなどというのはとても毎日続けられないと困っていたとき、ふっと前に聞いていた遠赤外線温浴機器のことを思い出して、それであわてて注文したというわけだったのです。

遠赤外線温浴機器が届き、お父様がご自分で二回ほど試しに入ってみたところ、夕方にはだんだん足の腫れが引いてきて痛みも取れ、夜もぐっすり眠れたそうです。

翌日にはもうすっかりきれいに腫れが引いてしまいました。

その晩からは自分でトイレにも行き出して、食事のために二階にも上がってこられるようになったそうです。私も実際にその様子を見て驚き、ご家族の方にも大変喜んでいただきました。日ごろ大変いやがっていた前立腺の検査に行ったところ、医者から「もう心配ないから来なくても大丈夫です」といわれたそうです。

普通、前立腺は掃除をしても尿がなかなかすっきりとは出ず、残ってしまうことが多いので検査をしなくてはならないそうですが、検査の結果、一滴の尿も膀胱に残っていなかったそうです。

ちょうど、遠赤外線温浴機器に入り始めてから一週間目くらいのことでした。

また、旦那さんのお母様が肺ガンで、肺も上下取っていたのですが、「こんなによくなるんだったら私も入ってみたい」といって二、三回お入りになったそうです。

そのうちに腕や背中が痛くなってきたのですが、お父様が「わしはよくなったからこれ（遠赤外線温浴機器）を貸してやる」といって旦那様のお母様の家に遠赤外線温浴機器を持っていったそうです。

すると、お父様の足がその晩からまた腫れだして、それであわててうちにもう一台取りに来られて入ったところ、またすーっとよくなりました。

私の孫のアトピーも、花粉症も、婿の喘息も、みんな遠赤外線温浴機器でよくなりました。

【腎臓・疲れやすい・肩こり】

虚弱体質が改善、月に一回のマッサージ通いから解放された

神奈川県　菅野夏子さん（女性・五十七歳）

腎臓病でずっと虚弱体質だったのですが、知人の方に遠赤外線温浴機器をすすめられて購入し、入るようになりました。

遠赤外線温浴機器に入るようになってから三年になります。

それまでは肩こりがひどく、月に一回はマッサージに通わなければならないような状態だったのですが、現在はまったく通っておりません。

また、塩分を制限しているせいで大変疲れやすかったのですが、いまはすっかり元気になり、横になってたびたび休む必要もまったくありません。風邪もひかなくなりました。

【交通事故で骨折十か所・輸血で肝炎・糖尿病でえそ】

死の淵から見事生還、いまでは市の嘱託職員として活躍中

広島県　下江慎二さん（男性・五十九歳）

お花見をした帰りに、交通事故に遭いました。道路を横断しようと思ってタクシーの前を渡っていたところボンッと跳ねられ、二一ｍも飛ばされたのです。すぐに病院に運ばれましたが、病院では「もうダメだ」といわれたそうです。なにしろ、顔も誰だかわからないくらいぐちゃぐちゃだし出血もすごい、血圧も二〇くらいで、骨も十か所近く折れていました。

輸血をしてもらったのですが、患部が炎症を起こして肝炎になってしまい、これではとても助からないだろうといわれました。

その後、弟が別の病院へ移してくれたのですが、そこの病院でも「骨折しているところが十か所近くあるから、細い血管を詰まらせて植物人間になってしまうか、助からないかどちらかだ」といわれました。

また、事故の後遺症で知能が低下し、一時は三歳児と同じくらいでした。

なかなか回復しないので鍼灸へも二年半毎日通い、一時間半ほどの治療を受けました。しかし、そんなに長く鍼灸に通っていると神経がマヒしてしまって鍼が効かなくなってくるため、思うように効果が出ませんでした。

そのころ、知人を通じて遠赤外線温浴機器に出会いました。

当時は一日六～七回は入っていたと思います。初めのうちは知人の家で入らせてもらっていたのですが、「歩き方が変わってきた」「目の輝きが違う」と周りの人からもいわれるようになりました。

事故でぐちゃぐちゃになってしまったので、以前は顔に鉄板を入れてビスでとめていましたが、いまでは手術した痕も、そのビスの痕もまるでわからないと皆さんにいわれます。

顔面にあった事故の傷痕の黒い筋も、いまではほとんどわからないくらいきれいになり、事故前の状態に近くなってきました。

遠赤外線温浴機器のおかげでこうして普通の生活ができるようになり、いまでは市の嘱託職員として働けるまでに回復しました。

現在は一日に二～三回くらい入っております。

遠赤外線温浴機器に入ると疲れがすぐとれるし、若返ります。薄くなっていた髪の毛も少しずつ生えてきました。

そのように、遠赤外線は細胞を活性化してくれるようです。

《著者より》

骨折が治っていく過程では、**骨芽細胞**《こつが》[20]やリンパ球・赤血球の活発な働きが欠くことができません。つまり、血流が悪ければ骨の癒合はそれだけ遅れるということになるのです。

小児の場合、骨折面が多少食い違いのままでも癒合し、次第にもとの形に戻ってしまいます。

歳をとると骨折面が密着しないとなかなか癒合しないのも、血行が大きな要因になっています。

骨芽細胞《こつが》[20]……骨組織の形成に関与する細胞。骨基質を合成・分泌し、成熟して骨細胞になる。造骨細胞。

【リウマチ】

十年近く病院通いをしていた妻が、ひとりで歩けるようになった

愛知県　吉野サカエさん（女性・六十歳）

（夫の吉野源一さんの話）

家内が昭和五十六年にリウマチにかかり、それから十年近くずっと病院通いをしていたのですが一向によくならず、足は腫れてしまい、最後には歩けなくなってしまいました。膝に水が溜まってしまうので病院へ行って抜いてもらうのですが、しばらくするとまたすぐ溜まってしまうということのくり返しでした。家内は四級の身障者で、手も固まったような状態で動きませんでした。

平成八年二月十八日から遠赤外線温浴機器を使い始めたのですが、初めのうち、家内は「こんなもので治るんだったら医者も薬もいらない！」といって怒りだし、喧嘩になりました。その後しばらく入る、入らないのいい争いをしていたのですが、数日後くらいからやっと素直に入るようになりました。

その後、「身体の悪い人は一日十回以上入ったほうがいい」という話を聞き、それからは毎日できるだけたくさん入るようにしました。一日に十～十二回ほど入っていたと思います。三十分入って三十分休むという具合でしたので、ほとんど一日中入っていたことになります。

私は仕事の関係でものを記録するのが好きなので、遠赤外線温浴機器を愛用するようになってから、家内の健康状態の変化を毎日記録しています。

記録の一部は次のとおりです。

平成十一年二月十九日　依然足が痛く、膝が腫れてよちよち歩きをしている。

二月二十八日　鼻がくすぐったく、クシャミが出る。

三月二日　五〇〇ｍほど先のスーパーに歩いて行けた。

三月九日　夕方になると、両足の下のほうがむくんでくる。

三月十一日　食欲が出てきた。膝の腫れがとれた。

三月二十三日　体重が一kg増えた。歩く速さがちょっと早くなった。

三月二十六日　鼻の皮がかゆくて、垢が出てきた。身体全体、特に足が温かくなりいままで夏でも寝るときには履いていた靴下を脱ぐようになった。

四月七日　食欲がますます増えて、体重が二・五kg増える。足にさわると痛みがあったのが消えた。歩く速さも普通の人の三分の二くらいの早さになった。喜んで庭を歩いた。
五月七日　病院で医師から「よく肥えた」といわれた。しかし、「あまり太りすぎないように」ともいわれた。
五月十日　遠赤外線温浴機器に入っていると腹がグーグー鳴る。顔色も、青白かったのが一皮むけて少し赤みが出てきて、赤ん坊のような肌になった。足のほうに灰色の小さな吹き出ものができた。

リウマチに関していえば、私の見るかぎり八割がた完治したと思います。いままでまったく歩けなかったものですから、一昨年の十月に少し歩けるようになってからは、雨の日も風の日も喜んで外へ出かけています。今年の二月ごろにはかなり回復し、歩くのも人並みの速さに近くなり、七～八割くらいは歩行器がなくても歩けるようになりました。膝の水も四月ごろから抜けてきて、六月には完全に抜けました。
手も前より開くようになりました。箸を持ったりなどの細かい動作はまだできませんが、まったくものが持てなかったのがどうにか持てるようになりました。また、以前は力が入らなくて倒れるように布団に入っていたのですが、いまでは静かに自然に布団に入れるようになりました。トイレもしゃがめずに中腰のような形で用を足していたのですが、昨年あたりからしゃがんで普通に用を足せるようになりました。

以前は体重がかなり落ちていて、医者から「もう少し体重を増やすように」といわれていたのですが、六月ごろには三八kgだった体重が、だんだん増えて四〇kg台になりました。これも遠赤外線温浴機器に入るようになってからの変化です。最近では逆に「これ以上肥えたら駄目だよ」といわれるくらいです。

六月ごろ、急に歯が痛いといいだして頬がすごく腫れ上がり、それが二～三日続いたことがありました。横になって休んでいたら、歯ぐきのところから血が吹き出てきました。臭くて苦く、黒い血でした。しばらくしてそれは止まったのですが、なんとなく、あの黒い血が出た日から急によくなってきたように思います。あの黒い血からものすごい毒素が出たのではないでしょうか。こんな具合で、かなりよくなっていると思います。

もうしばらくしたら家事もできるようになるだろうし、一緒に旅行にも行けるだろうと思っていまから楽しみにしています。

【リウマチ】
最後に行き着いた遠赤外線療法で体温が上昇

群馬県　大野玉江さん（女性・七十二歳）

あるとき急に手足がきかなくなり、どうしたんだろうと思って病院へ行ったところ、「リウマチ」と診断されました。「先生、どうにかしてください」とお願いしたのですが、「これを治せたらノーベル賞がもらえるよ」といわれました。

それからは、あっちの医者がよいだの、これが効くだの、よいと聞けばなんでも試してみたのですが、一向によくなりませんでした。

両手両足がきかないわけですから、寝ても起きてもだるまさん状態です。

「どういうふうにしたらうまく死ねるかなあ」と死ぬことばかり考えているほど、くやしくて悲しい気持ちでした。

それまで病気らしい病気を知らず、医者にかかったこともほとんどなかったので、急にそういうことになったから余計におろおろしてしまいました。

それでも健康な身体を取り戻せるならばと思い、百五十万円もする高麗人参を買ってみたりもしたのですが、効き目はあまりありませんでした。

ところが、友人のすすめで遠赤外線温浴機器に入ってみたところ、なんだか手が少し動くような気がして、いままでいろいろ試してきたもののどれとも違うような気がしました。

その友人が一週間ほど遠赤外線温浴機器を貸してくれたので入ってみたところ、だんだん痛みが和らいできました。借りたものではなんだからということで早速購入し、それからは真剣に取り組んで入り始めました。

私は低血圧なのでいくらでも中に入っていられるし、汗もあまり出ません。汗出しはいいと聞いていますので、今年の夏はぜひ挑戦してみたいと思います。

また、私は低体温で平熱が三四・七℃くらいしかありませんでしたが、最近は少し上がってきました。

毎日朝晩検温して、体温が上がるように一生懸命入っております。

【リウマチ】

全身の痛みから解放され、リウマチ薬も不要になった

静岡県　児玉正弘さん（男性・六十九歳）

平成元年に定年を六か月後に控えて関連会社に出向となり、新しい事業開発の営業をやることになりました。新しいものを始めるとどうしてもストレスが溜まるものですから、なんとか発散しなければならんということで、仲間と毎晩銀座で騒いだりしていました。

ところが平成三年の四月、急に微熱が出て、体が重く動かない状態になりました。近所の内科の医者に診てもらったところ「ただの風邪だろう」ということで、風邪薬を飲んで二～三日会社を休みました。

そのうちに今度は全身の筋肉と関節が非常に痛くなってきて、まったく動けなくなりました。そこで知人の紹介で慶応病院の血管リウマチ内科というところでいろいろ診ていただいたのですが、そのときはとりあえず痛み止めだけいただいてそのまま帰りました。

その後、さらに一週間ほど会社を休みながら悪戦苦闘しました。本当にもう身の置きどころ

がないくらいに痛く、眠ることもできませんでした。

漢方薬のお店をたずねて痛み止めを何十万円もかけて買ったり、整体をやったり、鍼をやったり、再び慶応病院を訪れたりといろいろ試しましたが、駄目でした。その後もリウマチ薬を一生懸命飲んでがんばって会社に通っていたのですが、それでも身体が動きにくくなったりすることがありました。

東京には地下鉄がたくさんありますが、上りのエスカレーターは比較的多いものの、下りのエスカレーターというのはあまりありません。関節の痛みというのは下りに非常に弱いものですから、「なんて不便なんだろう」と非常に腹立たしく思ったこともありました。地下鉄の階段を降りるときは、蟹のように横這いになって降りました。そうでないと痛くて駄目なのです。電車からホームに降りるときも、つかまりながらでないと怖くて降りられません。山手線などはすぐ発車してしまうので、大変な思いをしながら乗り降りしておりました。

そのように大変苦労をしながら生活していたのですが、平成六年にこれでは寿命を縮めてしまうと思い、会社を辞め、静岡に引っ越してきました。環境が変われば少しは変わるだろうと思っていたのですが、一年ほどしたら、以前ほどではありませんがまた身体の痛みがぶり返してきました。

そこで病院へ行ったところ、「一年間どうして病院へ来なかったのですか。あなたの寿命は五年くらい縮まりましたね」といわれ、また仕方なく朝昼晩と薬を飲む生活を始め、だんだんと「もう少しなにか救いの道はないのか」と気が滅入ってきました。

そのうちに家内が遠赤外線温浴機器の話を聞いてきまして、私も「どうもこれはよさそうだ」と思いました。初めは半信半疑だったのですが、なんとか現状から脱しなければならないという気持ちで使い始め、以後、平成八年三月からずっと遠赤外線温浴機器を愛用しております。冬場は寒いし、また時間の余裕もあったので、ほとんど一日中入っていました。

このあいだ整形外科へ行ったら、「もうリウマチ薬はやめましょう」といわれました。理由を聞くと、「どうもリウマチ反応がないようだから」ということでした。とにかくしばらく薬を飲まずに様子を見ようということで、リウマチ薬は現在飲んでおりません。

おかげさまで小さな菜園を借りて自分で作物を作ったり、また詩吟も始めて遠赤外線温浴機器に入りながらやったりと毎日が充実しています。

いずれにしても、身の置きどころがないほどの痛みから解放されたこの喜びは言葉ではいい表せません。遠赤外線のおかげだろうと思っております。

《著者より》

以前、遠赤外線温浴機器を使った三百五十二名について無記名のアンケートをとったことがあります（第四章「遠赤外線温浴機器『さがの』に関するアンケート調査」の項を参照）。その回答の中で、一日二～三回入浴した場合、一番よい成績を示したのがリウマチ性疾患でした。実に九〇％以上の改善率を示した人が一番多かったわけです。

リウマチは免疫系の異常です。健康な身体の場合、なにか異質なものがあればそれを排除しようとするのですが、リウマチはその区別がつかなくなり、その結果自分で自分を攻撃するために起こる疾患です。自分を守る兵隊（免疫）が自分を逆に攻撃するのですから、一種のクーデターのようなものです。

現代医療ではこの免疫系のアンバランスをそのままの形で低下させるステロイドを使うことが多いのですが、本当の治療はこのバランスを整えることにあると思うのは誰が考えても当然のことです。遠赤外線で免疫のバランスを整え、変形した四肢の血流をよくして、硬化した筋肉を柔らげていく――これが本来のあるべき真の治療法といえるのではないでしょうか。

【脳萎縮・不整脈・パーキンソン氏病】

脳の萎縮が止まり、病院いらずの身体に

神奈川県　川上春海《はるみ》さん（女性・八十五歳）

五年前に知人にすすめられ、遠赤外線温浴機器を使い始めました。

当時、私は自分が冷え症だなどとは思ってもみませんでした。足がほてってしまい、夜などはアイスノンを二つ立てかけてそこに足をつけていないと眠れないほどだったので、最初は遠赤外線温浴機器を見て「こんな温かいものに入るなんて大変だなあ」と思っていました。

それが、いつの間にかアイスノンもいらなくなり、冷えを感じるようになってしまったのです。

私は八十歳まで病院で助産婦として働いていたのですが、若いころから不整脈があり、歳をとってからはめまいがして仕方ありませんでした。

あるとき近所の病院でＣＴを撮っていただいたところ、脳が萎縮し始めていたのです。「まあ、歳だからしょうがないね」といわれて血液の流れがよくなるお薬をいただいたのですが、「ああそうだ、遠赤外線温浴機器があるんだ、入ってみよう」と思い、入り始めました。

一日三回程度しか入れませんでしたが、また一年後に病院に行って診ていただいたところ、「去年は脳が萎縮してしまっていたけれど、いまのあなたの脳は正常ですよ」といわれました。こんなに効くものなのかと本当に驚きました。不整脈もいつの間にか治っていました。

また、私は病院に勤めていた時代からいろいろと病気をしていて、少しでも痛いと薬を飲んだり痛み止めの注射を打ったりしていたのですが、もうそれも必要なくなりました。

一年に五～六回は通っていた指圧も、遠赤外線温浴機器に入ってから少し運動するとすっかり楽になってしまって、わざわざ通わなくてもすむようになりました。

もっと最近のすばらしい体験談もあります。私の知人のパーキンソン氏病の方が、三か月間一生懸命遠赤外線温浴機器に入り続けたところ、いつもは部屋に閉じこもってあまり笑わない人だったのに、表情までにこにこと柔らかくなって、裏庭で草むしりをしていたというのです。パーキンソン氏病はいまの医学では薬では治らないといわれている病気なので、大変驚きました。

私も脳が萎縮していたときはアルツハイマーになる手前だったのですが、いまはこのとおり元気です。やはり健康なうちから遠赤外線温浴機器に入ることが大切なのだと思います。

【パーキンソン氏病】

手足の震えがなくなり、夜もぐっすり眠れるように

石井キミ子さん（女性・八十五歳）

いまから十二年前ごろから体の調子が悪くなり始め、手が震えたり、肩を上下にひどく呼吸しているかのように動かすようになり、それが治ったかと思うと今度は腰が動くようになりました。また、足を曲げたり伸ばしたりと屈伸をくり返すようになり、医者から「パーキンソン氏病」だと診断されました。足が常に動いてしまうため、いつも疲れてしまって、そのせいで夜も眠れず、睡眠薬を飲んでいました。医者からも「薬を飲んでもいまの状態をひどくしないようにするだけだ」といわれ、もう治らない病気だと思っていました。

そんなとき、遠赤外線温浴機器で何人もの人たちが治っていると聞かされ、これを借りて入ってみることにしました。初めのうちは心配だったので、薬を飲みながら入っていました。なんとなくよくなっているのかなという感じで時間はかかりそうだと思いましたが、一か月後、遠赤外線温浴機器を購入し、薬を飲むのをやめ、一時間おきに何度も入ることにしました。

すると、みるみるうちに足の動きがなくなってきて、一か月後にはまったく動かなくなったのです。そのため家の仕事もできるようになり、夜も眠れるようになりました。

【不整脈・心房細動・パーキンソン氏病】

薬が頼りの生活から抜け出し、しっかりと歩けるように

愛知県　大西正晴さん（男性・七十歳）

（妻の大西みよさんの話）

主人は三年ほど前から不整脈が出て、通院していました。一昨年は一年間に心房細動が四～五回出て、救急車で運ばれました。看護婦さんに「大西さん、今度は生きて帰れないかもしれませんよ」といわれたこともありました。

一昨年の三月ごろからは手が震え出し、原因がよくわからず、「もしかしたら脳梗塞になるかもしれないし、あるいはパーキンソン氏病の気があるかもしれません」といわれました。専門医に診てもらうようにといわれて検査をしたところ、パーキンソン氏病と診断されました。そして昨年の二月にお薬を調合していただき、退院しました。

それからしばらくすると今度は身体が衰弱してしまい、「僕はいつお葬式をするかわからない身体だから」と、本人も家族もそういう気持ちでおりました。夏まではとても持たないとい

われていたのですが、かろうじて乗り切りました。「寝たきりになるのはいやだから」と、身体がつらいのに部屋の中をうろうろ動き回ったりもしていました。

八月の末ごろ、たまたま知人の方が遠赤外線温浴機器をご紹介してくださり、すぐに購入しました。

初めのうちは私も半信半疑で、とにかくお薬が頼りなんだからと思っていました。

主人も最初のころは二～三分入っただけでもう心臓がどきどきしてしまい、苦しいといってあまり入れなかったのですが、一か月ほど過ぎたころから少しずつ長く入っていられるようになりました。

寝たきりにならないためにはとにかく動かなければならないので、毎日午前中に三十分ほど散歩をしています。

私も一緒についていくのですが、遠赤外線温浴機器に入り始めて一か月ほど過ぎたころからでしょうか、いままではふらふらふらふら歩いていたのに、うしろから見ていても精気を感じるようになったのです。

主人にそういったところ、「そうか？　そんなことないよ」といっておりましたが、その二か月後くらいには私の先を歩くようになりました。「あれ、少し足がしっかりしてきて、私よりも早く歩けるようになったじゃない？」といったら、「そうか、お前が遅いだけかと思っていたけれど」などといっておりました。

とにかく遠赤外線温浴機器には一生懸命入り、いまは一日四〜五回、三十分ずつ入っております。

最近はとても元気になりましたが、ただ体重がずいぶん減ってしまいまして、「あまりにも痩せてしまったからいやだなあ」と本人もいっておりました。でも、見た感じでは顔色もとてもよくなりましたし、全般的にとてもよくなったと思います。以前はお薬が頼りだといっておりましたが、いまは遠赤外線温浴機器が頼りだといってとても喜んでいます。

《著者より》

脳の働きについてはまだ未知の部分がたくさんありますが、脳萎縮とパーキンソン氏病とは関係が深く、いずれも脳の細胞の退行変性（老化による変化）によるものです。

脳萎縮があっても精神・神経面でなんの変化もなく、正常な生活をしている人もいますし、脳になにも変化が見つからなくても脳症状を示す場合もあります。

パーキンソン氏病は主に脳の運動領域の中枢にある細胞の変化ですので、歩けなくなったり、いったん歩くとブレーキがかからなくなったりします。

最近の医学では、脳の細胞を動物を使って培養し、脳の中に戻すという方法もおこなわれています。

脳の老化は遺伝が関係することもありますが、多くは脳の血流に関係しています。

脳の細胞に限らず、前述してきたようにすべての細胞の代謝が渋ると、その細胞は十分にその作用を発揮できなくなるのです。

脳の場合、他の細胞と少し異なるのは、「絶えずなにかを求めて前進する」という気持ち、心の努力が脳の働きをリフレッシュするのに役立っているということです。

ですから、遠赤外線によって血流をいつも良好に保ち、気を補い、やる気十分で日々を過ごせば老化を遅らせることができるでしょう。

私は遠赤外線でパーキンソン氏病から完全に回復した人とも会ったことがあります。

【膠原病・ルポイド肝炎・シェーグレン症候群・S状結腸ガン】

遠赤外線療法でさまざまな自覚症状が解消

沖政ミスエさん（女性・六十歳）

昭和五十三年十月に黄疸《おうだん》を発症し、三か月間入院しました。

その後、広島日赤病院で腹腔鏡検査やその他諸々の検査をしたところ、ルポイド肝炎[21]、シェーグレン症候群[22]と診断され、一生涯ステロイドの服用を中止することは不可能であるといわれました。

さらに、家族に対しては医者から「今後入退院をくり返しながら十年から十五年はなんとか生きるでしょう。しかし、ステロイド一日一〇㎎は、増えることはあっても減ることはないでしょう」との宣告がなされていました。とてもショックでした。

医者に治る見込みがないといわれ、それからは自分の身体は自分で自己管理をしていくしかないと痛切に感じました。何度か自殺することも考えましたが、それも勇気がなくてできませんでした。

「もしかしたらこの難病を克服し、一生の友として生きる人生を神様が私に与えられたのかもしれない。一日二十四時間というのは悲しんでも苦しんでも一分も短くも長くもならない。それならば、神様の試練を受け止めよう」と決意しました。

発病して二年くらいで精神的な面での問題は解決しましたが、症状の改善は依然としてみられないままでした。

ルポイド肝炎[21]……二・〇g/dl以上の高ガンマーグロブリン血症。自己抗体陽性（つまり自己免疫疾患）。肝は慢性活動性肝炎、発熱、発疹、関節炎、慢性甲状腺炎、シェーグレン症候群など、自己免疫ないしはその類似疾患の合併頻度が高い。治療法としては、副腎皮質ホルモン剤を使う。

シェーグレン症候群[22]…目の角膜が乾燥し、唾液腺が腫脹する。多発性関節炎を伴うことがあり、自己免疫疾患（リウマチなど）と考えられる。中年女性に多い。目の乾燥感、口腔粘膜の変性萎縮、その他多発性の虫歯、両側耳下腺や顎下腺の無痛性の腫脹をくり返すことがある。鼻孔や陰門部などの粘膜が乾燥するほか、リウマチ性関節炎、膠原病と合併することがある。

その後、入院中にお見舞いにきてくださった方から可視光線治療[23]（コウケントー）のことを教えていただき、昭和五十四年三月十日から光線治療を始め、以来毎日継続しています。

当時の生活は、家の掃除や炊飯、洗濯や買物など、簡単な家事をなんとかこなす日々でした。それでも夕食時には、肩で息をするくらい疲れました。

食事中は右足を椅子に立て、立て膝をして行儀の悪い恰好で身体を支えていなければ座っていられないほどでした。子供に「こんな恰好で食事をしてはいけない」と注意しておきながら、自分はきちんと座って食事をすることさえできない身体だったので、「お母さんは身体が悪いから許してね」といつも謝っていました。

それでも、可視光線治療は決して休みませんでした。ステロイドは数値が安定したので一日五㎎に減らすことができ、それ以来ずっと五㎎のままです。

平成六年の春、風邪をひいたまま治らないので困っていたところ腹痛が起きました。長いあいだ風邪薬を飲んで消化器が疲れたせいかと思いましたが、入院して検査をした結果、S状結腸ガンだと診断されました。

平成七年夏には、大腸を二〇㎝も切除する手術を受けました。そのときから万田酵素[24]を食べ続けています。

平成十一年二月十八日、遠赤外線足温器を一枚に伸ばして敷き布団の下に敷き、足元用のものを腹部に当てて使い始めました。

夜十時から朝の五時三十分まで使ったのですが、翌日の朝、深い眠りから覚めると、体の軽いすっきりとした朝を迎えることができました。二十数年ぶりによく眠ったと思いました。

ガン切除後は便通が非常に悪くなり、鍼治療に七～十日に一度は通っておりましたが、遠赤外線足温器を使い始めてからは一度も鍼治療に行っておりません。

また、これを使用する前には次のようなさまざまな自覚症状がありました。

◎頭痛、頭重、肩こり（左肩胛骨の周囲のみ）

◎口内乾燥（口の粘り・歯ぐきから出血）

可視光線治療[23]（コウケントー）…人間の身体から出ている波長は、遠赤外線と同じ九・八ミクロンが最もよいが、可視光線は波長が〇・四～〇・七六ミクロンで少し異なる。

万田酵素[24]…糖質、大粒果実、かんきつ類、穀類、海草類、根菜類、豆、ゴマ類、小粒果実などを成分とした健康食品。

◎歯肉の炎症
◎目の乾燥
◎関節痛
◎吐き気
◎風邪をひきやすく治るのに二か月はかかる
◎便秘、膨満感（お腹の張り。夕方ごろになり疲れが出てくると歩くたびに響いて痛む）
◎倦怠感
◎鼻血
◎不眠
◎右膝下がだるい
◎耳鳴り（昭和五十九年夏から一日も休みなくある）
◎**キサントーマ**[25]
◎紅斑が出る（一㎝前後の赤い斑点が手足に出て押さえると痛む。三～四日くらいで自然に治る）
◎目がコロコロ、ショボショボする

◎血を吐く（入院前、入院中）
◎耳下腺のしこりや痛み（梅干しが食べられない）

これらの自覚症状が四～五つくらいずつ、毎日組み合わせを変えて出ていましたが、現在はまったくそれがありません。いままでは一日中横になって休養することもなく、外出も家事もその他の雑用もこなしています。

長いあいだ家事もいい加減にすませていましたが、このあいだは発病以来、初めて押入の大掃除をしたり、昭和六十年に買い換えて以来の冷蔵庫の大掃除をしたりしました。やればやるほどきりがありませんが、二十数年ぶりに家の中がすっきりしたように思いました。

現在は、連日のように外出をして友人と会って食事をしたり、美術館に通ったりしています。自分でもそんなことができたので驚いています。

人生、健康ならばこんなに楽しいものなのだと嬉しく思っています。

キサントーマ[25]……黄色腫。壮年期以降に眼瞼《がんけん》、特に上眼瞼に出現する扁平でやや黄色の皮膚の腫瘍。高コレストロール血腫の人に多いといわれる。

《著者より》

この方がこのような病気になった原因は、おそらく食べものが大きな要因と思われます。また、抗体物質の体内蓄積が誘因になったかもしれません。

いずれにしても、脳の視床下部の細胞が汚れ、遺伝的に症状が早く現れたのでしょう。つまり、この部分は自律神経系や免疫系、ホルモン系をつかさどる、人間にとって一番大切な中枢なのです。この細胞が汚れたため、そこの細胞のミトコンドリア（発電部位）が不活性になってしまったのでしょう。

ミトコンドリアから放出している波動も、最多が九・八ミクロンの遠赤外線ですから、これが弱まってきたために体温も低下し、循環不全となり、これもまた視床下部の細胞を汚すことになります。

遠赤外線を身体の弱っている細胞に当てると、九・八ミクロンの波動が強まり体温を上げますので、これが結果的に循環をよくし、細胞の汚れを浄化したものと思われます。

【糖尿病】

視力が回復し、人工透析やインシュリン注射も不要に

愛知県　大岩由枩《よしまつ》さん（男性・六十一歳）

四十三歳のとき、会社の健康診断で糖尿病と診断されました。当時、特に自覚症状はなく、ただ体重が急に増えたことが気がかりでした（七三kgから八三kgに増加。身長一六二cm）。

しかし、特に気にすることもなく、食事と体重管理を意識的に実行していればよくなるだろうと軽い気持ちでいました。

ところが、五十五歳になったころから逆に急に体重が減り始め、血糖値が二〇〇mg/dl以上のときが多くなりました。治療のほうも、血糖値降下剤の投与と光凝固による眼の治療をおこなうようになっていました。

平成七年七月、五十七歳のとき、突然右眼の中心部に白い膜ができ、ものが見えなくなってしまいました。診断の結果は右眼が糖尿病性神経炎と網膜症、左眼が糖尿病性網膜症ということでした。診断時の血糖値は、四〇〇～五〇〇mg/dlでした。この症状は三週間程度の入院でものの

が見えるまでに回復し、仕事にも復帰しました。

ところが、同年十月ごろ、右眼が眼底出血して完全に見えなくなるとともに、左眼も視力が急に低下しました。さらに右眼は網膜剥離《もうまくはくり》も併発している可能性があるとの診断でした。

地方病院の眼科では打つ手もなく、国立病院に回され、水晶体の中の血の除去手術と網膜剥離の治療を受けました。また、続いて左眼の手術をおこないました。約一か月で退院しましたが、ものがぼんやりと見える程度で、それ以上は回復しませんでした。

そのころは本当に〝藁をもつかむ〟思いでした。当時は「自分は九分九厘再起不可能な状態で、この先さらに悪い方向に進むのではないか」と思っており、精神的にも最悪の状態に落ち込んでいました。病院での治療は続けていましたが、この時点では病状が特によくなることもなく、さらに眼だけでなくほかにも合併症が出始めていました。

当時の体調と症状を列挙してみると、次のようになります。

◎体調
体重四七㎏　体温三四・五℃
血圧　上：一六〇～一八〇㎜Hg　下：八五～九五㎜Hg

歩行中ふらつくことがあり、道路のライン上をまっすぐに歩くことができなかった。

◎血糖値

一八〇〜三〇〇mg/dlぐらいのあいだで毎日変化していた。医師からは降下剤からインシュリン注射に切り替えるよう指示があり、六月に再入院を決めていた。

◎糖尿病による合併症の発病

〔眼〕糖尿病性網膜症による視力低下。網膜剥離による後遺症により、直線が波打ったような状態に見える。

〔神経症〕足の先・背中のしびれ、足の裏の無感覚感、足の冷え。

〔腎症〕尿中タンパクの増加。三〇〇mg/dl以上。高血圧、上：一八〇㎜Hg、下：九〇㎜Hg。

この状態が続くと人工透析をしなくてはならなくなると医師からいわれていた。

〔歯〕歯茎の化膿――抜歯――総義歯

〔肝臓〕（以前からB型肝炎があった。）脂肪肝。肝硬変の初期状態（表面が黒く、デコボコとのこと）。エコー（超音波検査）の検査結果。

〔糖尿性性欲減退〕

〔エソ〕足のくるぶしなどが内部から化膿し、また、足の先の傷が化膿した。皮膚の傷が赤く残り、なかなか治らなかった。薬の副作用により、ホルモンバランスが崩れ、乳房にしこりができ、固く大きく膨らんで女性の乳房のようになった。

〔その他〕眼の手術後、まだ麻酔が完全にさめないときにベットから転落して側頭部と肩を打撲し、左半身にしびれが残り、指先の感覚が鈍く腕が肩より上には上がらなかった。

以上のような状態の中、平成八年二月に遠赤外線温浴機器に出会いましたが、初めのうちは説明を受けても信じられませんでした。ただ二月の寒い日でしたので、三十分程度入っていると非常に気持ちがよかったことを思い出します。

それからは一日に四~五時間は入り、二か月くらい過ぎると自分でもはっきりと顔色がよくなり、体力がついてきたのがわかりました。

眼もかなりはっきりとものが見えるようになり、何ごとにも気力が出て、四月には復職できるようになりました。

六月に糖尿病治療のため再入院し、インシュリン注射への切り替えをしました。

再検査の結果、五か月間の遠赤外線入浴効果は、次に記すような体質改善とともに体内の臓器を復活させてくれたことがわかりました。

◎体力と自然治癒力の増進

体重四七kgから六二kgに増加。

体温三五℃から三六・二℃まで上がる。

血圧：高血圧が一八〇mmHgから一四〇mmHgになった。

◎各体内臓器の復活

〔膵臓《すいぞう》〕正常の人よりは少ないが、インシュリンを分泌できるようになり、食事療法と運動で血糖値の管理ができるようになった。

〔肝臓〕B型肝炎の悪化が止まった。肝硬変の進行が止まり、肝臓の働きが活性化した。

〔腎臓〕尿中タンパク量が一〇〇～三〇〇mg/dl以内となり、血圧のほうも正常血圧に近づいた。

〔その他〕身体の冷えが取れ、血液循環がよくなり、しびれ、無感覚感がなくなった。また、傷の表面や内部からの化膿がなくなり、いままでは汗も部分的に出にくかったところがあったが、全身から出るようになった。乳房の肥大のような薬による副作用、左半身のしびれのほかに、視力低下や腎・肝障害など、いままでの苦しみからいつの間にか脱出でき、遠赤外線の効果を改めて実感した。

以上のような体験から、遠赤外線の効果はもっと西洋医学に活用されるべきだといつも思っています。

遠赤外線温浴機器は、私に次の三つの贈りものをくれました。

①目が見えるようになったこと。
②インシュリン注射、人工透析などを受けずに生活できること。
③細胞の活性化により再び〝生きる喜び〟を与えてくれたこと。

いまでも朝二時間、夜一時間、計三時間以上の温浴を楽しんでおり、この先も遠赤外線温浴機器とは生涯つきあい続けていこうと思っております。

《著者より》

遺伝と生活習慣病を代表する糖尿病は、現在、日本では一九九三年から三年間で四〇％も増加し、一九九六年には糖尿病予備軍も加えると千三百七十万人、実に国民十人にひとりの割合となっているのです。

糖尿病は膵臓《すいぞう》からのインシュリンの分泌が悪くなるため、糖が分解されない結果起きるのですが、進行すると本例にあるように、身体全体に悪影響を及ぼしてきます。膵臓からのインシュリンの分泌が悪いだけでこれだけ悲惨な病気になっていくのですから、恐ろしいことです。

血糖値が高いと、本来弱アルカリ性の血液が酸性に傾いてくるため、それを抑えるため体内からカルシウムなどが多く分泌され、体内のミネラルのバランスも崩れてきます。

膵臓からのインシュリンの分泌をコントロールしているのが脳にある中枢です。

ですから、インシュリンの分泌は脳や膵臓の血流と細胞の老化に深く関係があることになります。

比較的低温の遠赤外線温浴機器に何度も何度も入浴していると、血流がよくなり、細胞の新陳代謝が活発になって、脳の中枢と膵臓のインシュリンを分泌するβ細胞もリフレッシュされてくるため、このようによい結果が出たのでしょう。

【肺ガン】

余命四か月といわれたガンが消え、安らかな老死を迎えた母

静岡県　山田すみさん（女性・九十三歳で逝去）

（嫁の山田由枝さんの話）

暖かで穏やかな初冬のある日、主人の母は安らかに永久の眠りにつきました。九十三歳でした。母がこんなに長生きできるとは、周りの者はみな考えてもいなかったことでした。

実は、母は六年前に肺ガンであと四か月といわれた身体でした。以後、入退院をくり返しておりましたが、どうしても家に帰りたいと申しますので、「ひどくなったらすぐまたお世話になります」と病院にお願いして退院させてもらい、母には最後に少しでも家でやりたいことをやってもらうつもりで退院させました。

そんなとき、私が大変尊敬している方の紹介で遠赤外線温浴機器を買い求めました。初めはこれで母の肺ガンがよくなるなんて考えてもみませんでした。ただ、母が「腰が痛い」「膝が痛い」というので、少しでも楽にしてやりたい、また、亡くなるときにあまり苦しまずにあの

世に行ってほしい、との思いで毎日一生懸命努力して入ってもらいました。いま考えますと、母は私に申し訳ないと思って毎日入ってくれていたのだと思います。

それが二か月、三か月と過ぎるにつれて、お互いが病気のことを忘れてしまうほど身体の調子がよくなりました。母も調子がいいので病院に行きたがらず、薬も飲まず、とうとう一年近く過ぎてから検査をしてみたところ、なんと肺ガンらしきものが固まって小さくなり、肺全体がきれいになっているといわれ、大変驚きました。あれは本当にガンだったんだろうかとも思いましたが、あんなに痰が絡んで「喉に手を入れて痰を取りたい」といっていた母が、いつごろからかそういったことをまったくいわなくなっているのに気がつきました。

その後、母は大変元気になりました。毎日この遠赤外線温浴機器に入るので、風邪ひとつひきませんでした。

五十年もの長い年月、お茶の先生として大勢のお弟子さんに尊敬されてきた、美しく、頭がよく、しっかりとした女性だった母が、ある日突然痴呆症状を起こすことが何度かありました。

一番ひどかったのは、所構わず便を落として歩くことでした。家の中を便の匂いがないかと探し回って歩かなければならないし、お手洗いの壁はベタベタ便だらけ。私は泣きたい思いでした。

もう仕事も辞めるつもりで母の面倒を見るために仕事を休み、つきっきりで遠赤外線温浴機器に入っていただきました。前にも痴呆症状が出たときにこの遠赤外線温浴機器に入ったところ、一週間くらいでもとの状態に戻った体験があったからです。今回はひどいので駄目かもしれないとも思いましたが、やるだけやってみようと考え直して入り続けたところ、やはり一週間くらいでまたもとの正常な状態に戻ったのです。

そんなある日、前田先生の講演の中で、「痴呆も初期に遠赤外線温浴機器に入ればよくなります」とのお話を伺い、やはり私の体験はこの遠赤外線温浴機器のおかげなんだと嬉しくなりました。

このように母の容態はいろいろと変化がありましたが、特に病院に行くようなこともなく、市の職員の方より年間を通して老人保険を一度も使わなかったということで、礼金を何度かいただきました。驚くとともに、大変感謝したものです。

そんな母も、さすがに今年の初夏の暑さには食欲がなくなり、もう駄目かとも思いましたが、遠赤外線温浴機器の中でテレビを見たり、食事をしたりしているうちにまた元気になりました。

母はいつも口癖のように「私はみんなに迷惑をかけないで死にたいからこれに入るんだ」といっておりました。しかし、母も最後にはどうしても遠赤外線温浴機器に入るのがいやになり、横になりたがるようになりました。私も今回は仕方がないと思い、無理には入れませんでした。

母は元気なときから主治医の先生に「決して延命治療はしないでください」と頼んでおりましたので、先生には脈を測るのと診察だけの往診をお願いしていました。一度も薬を飲まず、注射もせず、私の作ったジュースやスープなどを最後まで飲んでくれました。オムツも亡くなる二日前から使用しただけでしたし、最後の最後までしっかりしておりました。

私に対しても感謝の言葉ばかりでした。私は十九年前に主人をガンで亡くしています。別々に生活していた嫁に面倒を見てもらうのは母にとってもつらかっただろうと思いますが、私のことを自分の娘以上に頼ってくれました。

母の葬儀の際、来る人来る人が私を褒めてくれました。「あなたのお母さんのように自分も家で死にたい」という人ばかりでした。

私はそんな人たちに、母は最後まで苦しまず痛まずだったから家で看取ることができたのであって、私が偉いのではないということ、そして遠赤外線温浴機器のおかげだということをみなさんに話しております。

いまは、天寿を全うした母の美しく安らかな顔だけが思い出され、私もこの遠赤外線温浴機器で母のような死に方をしたいと願っております。

【肝臓ガン】

手術なしで初期の肝臓ガンの痕跡が消えた

岐阜県　大岩昌弘さん（男性・五十三歳）

（兄の大岩由衣さんの話）

私の弟は、五十一歳のときに定期健康診断で肝臓に影があることが確認され、ＣＴでの精密検査を受けるようにと突然いわれました。

精密検査の結果、二つの腫瘍があることがわかりました。弟もＢ型肝炎があり、肝臓の数値が悪かったので気にかけていた時期でした。

その日のうちにすぐ、医師から「抗ガン剤で処理したから、壊死《えし》した肝臓の一部の摘出手術を数日中にしなければならない」とガン宣告を受けました。本人はこれといった自覚症状もなく昨日までは元気に働いていたため、宣告の驚きとガンへの恐怖で急な手術には納得がいきませんでした。

幸いにも腫瘍は初期の状態であるとのことを聞き、私のほうからエタノール注入法でガン処理をしてほしいと申し出ました。医師からは「その方法を採るとあとで手術ができない状態になることがありますが、それでもいいですか」との話がありましたが、私は以前、前田先生の『ガンと遠赤外線温浴機器の効用について』という講演を聞いたことがあったので、弟に「この注入法で治療したあとは遠赤外線の効果にかけてみる気はないか」と確かめてみました。弟は、病室にいるほかの肝臓ガンの人から手術後も入退院をくり返している人がかなりいるということを聞いていたこともあり、「自分は遠赤外線の効果にかけてみたい」と手術を拒否しました。医師には遠赤外線の効果のことは説明できませんでしたが、以後の定期検査をお願いして退院しました。

三か月ごとの定期検査を続けていくうち、六か月目の検査では黒い痕跡はあったものの、他への転移はないことが確認されました。

また昨年十二月の検査では、その痕跡もなくなっていることが確認されました。

そのときの検査では、以前は異常に高かったGOT、GPT（肝臓の機能を調べる最も一般的な検査）の数値が正常値より少し高い程度まで回復できたとのことでした（期間は約十五か月間）。

弟は、毎日朝夜各一時間ずつの温浴を現在も続けているそうです。

【食道ガン】

食道ガンが手術をせずに完治した

宮崎県　吉本勲さん（男性・五十七歳）

私はもともと体重が八〇kg以上ありましたが、平成九年四月に食道ガン宣告を受け、そのころには体重は三九kgまで落ちていました。

ポリープ検査の結果、悪性でした。抗ガン剤、コバルト治療をすすめられ、体重が五〇kg以上になり次第手術をする予定でしたが、お断りしました。

平成十年三月、最終的な話し合いをして手術をしないことに決めました。四月には自宅療養を始め、五月に遠赤外線温浴機器を知り、一日一回入り始めました。

その後、九月からは毎日六～八回ずつ入るようにし、それを三か月以上続けました。少しずつ症状が改善され、平成十一年十一月中旬には完治いたしました。

現在でも、遠赤外線温浴機器に一日二～三回は入っています。

《ガンと遠赤外線との関係について　～著者より～》

現在、日本人の三人にひとりがガン罹患者であり、その数は増加の一途をたどっています。ガンは病院へ行ってもなかなか治らないし、身体にとって厳しい治療法しかありません。今後は病院にかかるよりも、できるだけ自分の身体は自分で守ることが大切になってきます。

ガンのもとは生活習慣病ですが、これも遺伝が関与しているということで、遺伝子治療が云々されています。

ガンは遺伝的、または慢性の悪い刺激によって弱った細胞が、あるとき反逆を起こし、異常な細胞の分裂を始めることなのです。

ガンはなぜ高齢になると罹患率が高まるかといいますと、加齢によって体温が低下するとともに免疫力も低下してくるからなのです。ガンが進行すればするほど体温は下がっていきます。ガンの根本的治療は免疫力とガンのパワーとの争いなのです。

したがって、ガンを身体の内外から攻撃するにはまず身体の冷えをとり、循環をよくすることが免疫力を向上させる最も効果的な方法です。

それに、動物性タンパク質や脂肪の制限、よい水を飲む、生の野菜を食べることなども実行すれば、免疫力は確実に上がります。

しかし一度ガンに罹《かか》ったり老化が進んでくると、ところどころにガンの芽が生えてきます。免疫力やガン抑制遺伝子によって自然に消滅する場合が多いのですが、このようにして免疫力とガン細胞との闘いは常におこなわれているのです。

いろいろな健康食品も出回っていますが、その多くが免疫力を高め、中にはガンを直接攻撃するものもあります。しかし、自分の体内で免疫力を高めてガンと立ち向かう身体を作ることが一番よい方法なのです。

遠赤外線温浴機器を用いて血流をよくし、冷え症を改善させれば、自ずと免疫力が高まってきます。

私は毎日ガンの患者さんを診ていますが、比較的低温の状態の遠赤外線温浴機器に一日何回も入っている方々は、治りが早いという印象を強く受けています。

おわりに

遠赤外線温浴機器の使用による臨床結果は多岐に及びます。中には現代医学の常識をはるかに超える症例も報告されつつあります。その主なものは次に示すとおりです。

●脈管系：遠赤外線照射によって皮下の血管網が拡張すれば、四肢関節の血流も増し、外傷後や老化に伴う四肢の痛みから解放されます。また内臓の血液の循環がさかんになれば、各器官の細胞が活性化して、各臓器の機能が十分働くようになります。

それを証明するように、四肢血行不良、冷え症、高血圧、低血圧が改善しているだけでなく、心筋梗塞が改善し、心筋を取り巻く副路の血管の新生が見られたこと、長期に渡るリウマチによる四肢の変形と機能障害が劇的に改善した例なども報告されています。遠赤外線温浴機器の効果が、単に体内の温度を高めるだけではないことがうかがえます。

●神経系：遠赤外線照射により、手術や外傷後遺症による痛み、腰痛症、膝の痛みが改善していることから、血行の改善、筋肉の弛緩などが影響していることがうかがえます。幼少時期における外傷による失明患者が、数十年後に遠赤外線温浴機器の使用によって、たった一年でわずかではありますが視力を取り戻した例もあります。

神経そのものは、低温よりは三六〜三七℃で活性化します。また痛風の治療効果にも目を見張るものがあります。

●代謝系：糖尿病やさまざまな痛みまでもが遠赤外線照射により改善されています。それは細胞の活性によるものだと考えられます。

●消化器系：全身性遠赤外線照射により胃潰瘍、便秘、肝疾患などが改善していることから、自律神経のバランスを調整する作用があることもうかがわれます。

●免疫系：動物は低温になれば免疫力が低下します。全身性遠赤外線照射により、リウマチ、風邪、アレルギー疾患、ガンまでが治癒または改善していることは、逆にいえば人間は熱が不足することによっていかに多くの病気になっていくかということが理解できます。

●その他：老衰やパーキンソン氏病などの症状を緩和し、痴呆を遅らせ、白髪の黒変、歯槽膿漏《しそうのうろう》の完全治癒例なども報告されています。

以上のような例をふまえ、遠赤外線温浴機器の特徴を要約してみると、

①卓越した細胞活性
②毛細血管拡張作用による血行改善と細胞の代謝促進
③有害金属イオンを多量に含んだ汗の排出
④免疫力増加と調整

⑤自律神経調節作用
⑥抗活性酸素の環境導入作用
⑦血行改善と鎮痛作用
⑧水のクラスター縮小作用
⑨少量の水の噴霧でマイナスイオンの環境作成
⑩「気」の上昇作用
⑪心身のリラクゼーション

『遠赤外線と医療革命』は、今回の続編で一応終わります。全編を通して感じたことは、「身体が冷えると組織が膨らむ」ということです。それは細胞の代謝障害による組織の鬱滞《うったい》が原因しているのです。

遠赤外線で身体を温めていると、冷え症の人はみるみる顔色がよくなります。つまり、循環がよくなるので身体の中のすべての細胞の代謝が活発になり、免疫力も向上するのです。現代医学で難病といわれているものの中には「身体の冷え」が原因であるものがかなり多く、今回多くの体験談にあったように、それらの症状が遠赤外線によって改善したのは遠赤外線で自然治癒力が増したためなのです。

平成十三年四月吉日　前田華郎・東善彦

【参考文献】

■遠赤外線と医療革命　前田華郎著（冬青社1997年）

■体温調節のしくみ　入来正躬編（文光堂1995年）

■万病を治す冷えとり健康法　進藤義晴著（農文協1988年）

■遠赤外線療法の科学　山崎敏子著（人間と歴史社1997年）

■マイナスイオンが医学を変える　堀口昇・山野井昇共著(健友館1995年)

■毛髪分析でズバリ健康度がわかる　今井良次著(中経出版1982年)

続・遠赤外線と医療革命

二〇〇一年　四月一〇日　第一版印刷
二〇〇一年　四月二五日　第一版発行

著　者　前田華郎
　　　　東善彦
編　集　川口恵子
発行者　髙橋国博
発行所　株式会社　冬青社
東京都中野区中央五―一八―二〇
電　話　〇三―三三八〇―七一二三
ＦＡＸ　〇三―三三八〇―七一二一
郵便振替　〇〇一三〇―三―一三五一六一
印刷・製本　株式会社　東京印書館
Printing trade　佐々木政美

ISBN 4-924725-79-X C0070
価格はカバーに表示してあります